BIODINAMICA DELL'OSTEOPATIA

Pediatria Due

Seconda edizione

James Jealous, D.O.

Per ulteriori informazioni sul Dr. Jealous, si prega di consultare:
https://BiodynamicsOfOsteopathy.com

BIODINAMICA DELL'OSTEOPATIA Pediatria Due

ISBN: 979-8-2561-9246-4

Questa è la traduzione del libro originale in inglese. Nonostante siano stati compiuti tutti gli sforzi ragionevoli per fornire una traduzione accurata, non è garantita. I lettori potrebbero dover fare riferimento al libro originale in inglese per qualsiasi informazione critica.

Prima edizione 2025
Seconda edizione 2026

James Jealous, D.O. (1943–2021) ha esercitato la professione di medico osteopata, insegnante e autore per molti anni. Ha dedicato la sua vita alla fondazione e allo sviluppo della metodologia specifica della **Biodinamica dell'Osteopatia**, seguendo gli insegnamenti del Dr. A. T. Still e del Dr. W. G. Sutherland.

Questo è uno dei volumi della serie "Biodinamica dell'osteopatia". Questi manuali sono nati organicamente da una serie di dispense scritte dal dottor Jealous e fornite agli studenti durante i corsi da lui tenuti e da quelli dei suoi insegnanti. Dopo molti anni, ha raccolto le dispense e creato dei manuali di corso individuali, ampliandoli e riscriverli più volte. Dopo ulteriori anni, si sono evoluti ulteriormente fino a diventare dei libri.

INDICE

L'OSTEOPATIA È UN SERVIZIO

Usiamo le nostre mani...

Per trattare il paziente nella sua interezza.

Per ascoltare i movimenti interiori della vita.

Per trattare tutti i livelli di malattia.

Per assistere nella costruzione della riserva funzionale del paziente.

Per supportare l'omeostasi e la troficità, bilanciando l'attività del sistema nervoso autonomo.

Per esplorare "leggi non formulate da mani umane" (Dott. Still e Dott. Sutherland).

Per cooperare e comunicare con le Leggi della Natura (Dott. Wales).

"Per trovare la salute" (Dott. Still).

Per arrivare al piano di trattamento.

Per arrivare alla diagnosi.

Per aiutare a stabilire un punto di riposo o neutro attorno al quale l'intero possa trovare equilibrio.

Per trovare la causa.

Crediamo...

Abbiamo una capacità innata di guarire.

Il paziente funziona come un tutto.

Il sistema nervoso autonomo gioca un ruolo fondamentale nella malattia e nella guarigione. Struttura e funzione sono una forma di attività.

Il Divino è presente.

La vita va oltre la morte.

C'è un movimento costante verso la normalità.

Siamo qui per servire l'umanità.

La **Normalità** è ...

"Un senso di pace e armonia" (Dott. Sutherland).

Facilità di movimento senza tensione.

Capacità di neutralità.

Senso di totalità nella vita.

Capacità di adattamento e cambiamento senza compensazione.

"L'abilità è proporzionale alla propria comprensione della normalità." (Dr. Still)

BIODINAMICA ... DA DOVE PROVIENE?

Il nome "Biodinamica" è stato scelto per un nuovo curriculum in osteopatia perché era chiaro che molti embriologi e il Dr. Sutherland avevano molto in comune.

La storia inizia nel 1966 con il mio primo corso sul lavoro di Sutherland. Ero intrigato, ma come qualsiasi persona formata all'università, scettico.

Mi sono laureato a Kirksville nel 1970, dopo aver completato una borsa di studio in anatomia, ho fatto un tirocinio e sono entrato nella pratica rurale come medico di famiglia. Facevo visite in ospedale, assistevo al parto, effettuavo molte visite a domicilio e ero reperibile per la maggior parte del tempo. Come

D.O. americano, potevo prescrivere farmaci, ma la maggior parte delle mie cure era basata sull'osteopatia. Utilizzavo principalmente tecniche funzionali, nutrizione e lunghe conversazioni rivolte alla causa come strumenti principali nella pratica.

Abbracciando lo scetticismo, ho deciso di vedere se il libro di Magoun fosse accurato. Senza leggere il testo, ho ascoltato il cranio in cerca di Respirazione Primaria e movimenti tissutali involontari. Il lavoro craniale funzionale (indiretto) è stato molto utile per i miei pazienti, ma non capivo perché fosse così potente. Come modesto scettico, ho continuato la mia ricerca e sono stato coinvolto nel mentoring degli studenti nel mio ufficio costantemente. Alcuni degli studenti si sono offerti di aiutarmi con le mie dimostrazioni. Ci siamo proposti di dissezionare il sistema durale e ottenere alcune buone diapositive anatomiche. Le dissezioni hanno messo in discussione il modello a tre falci. Ho iniziato a ricercare la crescita e lo sviluppo del sistema durale. Nel farlo, ho studiato il Simposio del 1978 sullo Sviluppo del Basicranio dell'NIH. In questi studi c'erano descrizioni di campi metabolici che si comportavano esattamente come le descrizioni di Sutherland sulla dinamica dei fluidi. Ho riletto ogni parola di Sutherland e ho iniziato a leggere gli studi di E. Blechschmidt. Dopo cinque anni e pile di articoli e libri, mi sono reso conto che Blechschmidt e Sutherland stavano discutendo dello stesso fluido. Ho quindi iniziato a esplorare un presupposto secondo cui le forze embrionali di crescita e sviluppo sono presenti per tutta la vita come processi metabolici di guarigione e sostegno. Questo presupposto è la base della Biodinamica.

Quando ho applicato il presupposto nei trattamenti, i risultati clinici erano molto simili a ciò che Sutherland diceva: "inquietante." La mia pratica era stracolma di guarigioni inaspettate. Gli studenti mi hanno spinto a fornire spiegazioni e hanno supportato il progetto con dissezioni e studi, portando spesso articoli che hanno accresciuto la nostra comprensione.

Qualsiasi comprensione dell'anatomia come movimento metabolico ha cambiato la mia percezione.

L'anatomia è statica o dinamica? Come si inserisce la risposta in un modello di guarigione e riposizionamento? Ho riletto la descrizione di Dr. Still su 'che cos'è l'anatomia' in *Filosofia dell'Osteopatia* (pagine 1619). Era di nuovo lì, la stessa premessa. Nel suo caso lo vedeva direttamente; io stavo scalando una ripida collina verso le sue parole con esperienza limitata.

Abbiamo continuato a dimostrare la nostra premessa nella pratica, che le forze embrionali persistevano per tutta la vita. I medici più giovani che lavoravano con noi hanno ottenuto gli stessi risultati straordinari nella loro pratica generale. Lungo il cammino alcuni osteopati britannici si sono uniti a noi, e abbiamo formato un gruppo di studio transatlantico che è fiorito con rispetto e amore reciproco. L'amicizia dei compagni di viaggio, in un mare sconosciuto e inesplorato, ha accelerato il ritmo. La formazione ha iniziato a prendere forma insieme alla realizzazione che non potevamo condensare 20 anni di ricerca e pratica in 25 ore.

I corsi sono iniziati nel 1990 come pezzi, e formalmente nel 1993.

È così che la professione è cresciuta ... mentori, studenti, amici professionali e ricerca che si riversano nella pratica. La prova è nella clinica; i pazienti con ogni tipo di malattia stanno ricevendo aiuto serio.

Gli embriologi non percepiscono sistemi viventi; Sutherland lo faceva. Non c'è dubbio che ci sia di più sulla dinamica dei fluidi da apprendere dall'osteopatia clinica applicata rispetto all'embriologia. Lo dico non per creare contrasto, ma per sottolineare che le nostre mani stanno ascoltando un sistema che crea funzioni vitali e le sostiene. Stiamo ascoltando la natura al lavoro.

Non comprendiamo come, ma possiamo imparare a comunicare e cooperare con espressioni metaboliche che diventano, col tempo, familiari come qualsiasi paesaggio naturale. Le forze terapeutiche interiori che il Dr. Still conosceva bene stavano prendendo vita.

Come clinici, il nostro interesse è nell'embriologia in movimento, nella sua saggezza fisiologica.

IL MISTERO DELLA DINAMICA DEI FLUIDI

Sia Blechschmidt che Sutherland utilizzarono i loro sensi per osservare la dinamica dei fluidi, Blechschmidt con un microscopio, Sutherland con la propriocezione. I loro risultati erano simili. Se si confrontano le loro descrizioni della dinamica dei fluidi, si arriva a immagini che sono esattamente le stesse. Entrambi descrivono attività di compressione dei fluidi, attività di espansione, attività di movimento fisiologico opposto, eccetera. Sutherland studiò il fluido quando era fermo, durante pause dinamiche, e quando era al lavoro riorganizzando la disfunzione delle lesioni. Sutherland vide che il fluido poteva lesionare, inibendo il movimento osseo. Questa intuizione ha implicazioni di vasta portata.

Il problema della natura del "fluido" è stato un dilemma per anni. Ci sono molte teorie riduzionistiche che hanno fallito. Il fluido non è simile all'acqua. È di natura protoplasmatica e quindi possiede una "vitalità" che ha una capacità decisionale. Sia Blechschmidt che Sutherland hanno osservato questo.

Il protoplasma è la prima sostanza modellabile che può contenere un'immagine. Il protoplasma diventa ectoderma, mesoderma ed endoderma. Questo sembra semplice, tranne per il fatto che tutti gli strati possono diventare uno qualsiasi degli altri strati. Il fatto che il programma non sia scolpito nella pietra e abbia la capacità di trasmutazione si adatta alle osservazioni di Sutherland sulla dinamica dei fluidi. Ha anche visto che al Neutrale tutti i fluidi si scambierebbero, risultando in potenti fenomeni anti-infiammatori e trasmutativi. Abbiamo diversi fluidi corporei che derivano da un fluido (protoplasma). Il fatto che il protoplasma e i suoi discendenti possano trasmutare solleva ulteriori domande sul cervello dietro tutto ciò, perché il SNC non è sviluppato quando questo accade. L'embriologia indica una causa extra-genetica. Trovare la causa è un principio dell'osteopatia. La causa è un mistero, un mistero di interezza. L'interezza è una realtà vivente che crea le parti, che sono solo un'espressione del tutto, niente di meno. Le parti non sono la causa a cui ci riferiamo in osteopatia.

Il Fluido non è un fluido nel senso usuale del termine; è un simbolo di fluidità. Perché la parola "biodinamica"?

In tutti i contesti questa parola indica un Mistero. Dinamica della Vita. Tutta la vita come una "Vita Intera." Blechschmidt è stato in grado di dimostrare che c'erano forze extra-genetiche all'opera nello sviluppo della vita embrionale come un'interezza. Questo significa qualcosa al di là della scienza odierna.

L'osteopatia, come immaginata da Still, riconosceva qualcosa che lui chiamava Vita. Ancora una volta, un'interezza, non la somma delle parti. L'azione dell'interezza è un Mistero. Nessuno può catturarla con strumenti.

Blechschmidt afferma che qualcosa dall'esterno dell'embrione influenza la sua crescita, un principio biodinamico. Sia Still che Sutherland percepirono questo principio. Sutherland chiese effettivamente a sua moglie di dipingere un quadro di una *Casa Sotto il Mare,* trasparente al movimento della Respirazione Primaria. Questa era la sua sintesi di anni di ricerca. Una forza esterna che passa attraverso di noi e crea e sostiene la Vita e la nostra piccola vita come la conosciamo.

Questa Marea nel mare intorno e attraverso di noi era chiamata Respirazione Primaria. Era il nostro ambiente più immediato. Influenza tutte le forze che abitano, guariscono e sostengono.

"Biodinamico" equivale a un mistero, oltre le "leggi create dalle mani umane."

Le somiglianze tra Blechschmidt, Still, Sutherland e i loro seguaci sono qualcosa che possiamo rispettare. Erano tutti uomini di integrità e servizio. Sutherland iniziò come scettico, il che è salutare. Siamo tutti scettici in un certo senso, ed è così che impariamo ad accettare il Mistero.

Blechschmidt scrive in *The Beginnings of Human Life* che "il Mistero è conosciuto solo dall'embrione" ...

Questa frase mi ha toccato in un luogo che muove tutta la mia ricerca di guarigione.

Gli innocenti conoscono il Mistero. L'embrione, un tutto puro e innocente, è diventato un archetipo di ciò che Still chiamava "la Salute," questo senso di qualcosa di perfetto in se stessi, velato nel segreto, aperto solo alla neutralità e all'innocenza. Questo ha acceso il mio cuore in un modo che non posso spiegare ... né posso spiegare il Mistero ... il Mistero ha una sensazione, una presenza in ogni paziente. Da lì viene un fuoco che sostiene e guarisce.

Una potenza che trasmuta esattamente come riportato da Sutherland.

La biodinamica è cresciuta per passaparola. È cresciuta perché funziona nella pratica clinica. È cresciuta perché insegniamo, sapendo che ciò che sappiamo cambierà. Il cambiamento è il segno distintivo della vita; è ciò che vediamo sotto le nostre mani. È ciò che tutti speriamo.

"L'osteopatia è solo agli inizi, è un grande mare sconosciuto, appena scoperto, e finora conosciamo solo la sua marea costiera."

(Filosofia dell'Osteopatia, prefazione, A. T. Still)

LA BASE FISIOLOGICA DI UN APPROCCIO BIODINAMICO NELLA CURA DEI BAMBINI

Il pensiero osteopatico è la base dell'approccio.

L'osteopatia è servizio; vale a dire, non c'è alcun obiettivo personale nello scambio con il paziente.

Nel Simposio del 1978 sullo Sviluppo del Basicranio, così come negli scritti del Dr. Blechschmidt e del Dr. Gasser, ci sono descrizioni di campi metabolici che sono esattamente le stesse delle descrizioni della dinamica dei fluidi del Dr. Sutherland.

Si può facilmente e comodamente concludere che le forze formative e l'intelligenza che causano la crescita e lo sviluppo sono presenti durante tutta la Vita.

Esiste un'anatomia come la intendiamo? No?

Rileggi le pagine da 16 a 19 in *Filosofia dell'Osteopatia.* Cosa spiega ciò che si sente, che sembra come anatomia?

Una delle affermazioni più drammatiche di Sutherland è "Il fluido può lesionare."

Quando i campi fluidi lesionano per qualsiasi causa, sia essa chimica, fisiologica o fisica, le dinamiche metaboliche "si bloccano," e si percepisce una forma che è statica, tesa, rigida, congestionata, compressa e isolata. I campi metabolici possono avere un'enorme gamma di movimento, da simile al ghiaccio a vapore. La natura di tutto il tono metabolico proviene dal protoplasma, che ha la gamma di essere come descritto sopra. Il fluido si comporta come una singolarità, come una goccia, come

un'interezza che è indivisibile sia che sia lesionata o libera. Questa realtà è difficile per noi perché siamo concentrati sulle parti, non sull'interezza dei campi metabolici e della vita stessa. I bambini vivono in questo mondo, e qualsiasi problema che un bambino possa avere è nell'interazione con tutti i fluidi del corpo, non solo uno.

Cosa causa la guarigione e cosa organizza la crescita e la riparazione? Non è il cervello!

Qual è la causa del meccanismo... Dov'è l'intelligenza che organizza tutto questo?

È ovunque. La mente dietro tutta la vita è un mistero, ma è anche concretamente evidente quando siamo silenziosi e consapevoli di questa interezza.

In modo semplice, chiamiamo la mente incarnata "la Salute." L'interezza della mente la chiamiamo il "Mistero Amato dell'Amore Divino."

I bambini vivono in questo mistero, e quando vengono avvicinati attraverso questi principi rispondono con familiarità.

Quando gli fu chiesto della causa, il Dr. Blechschmidt disse...

"È un mistero noto solo all'embrione. Pensate a questo mentre trattate. Embrione... salute... conoscenza... Lasciate che l'embrione parli con voi."

PEDIATRIA UNO, LA STORIA DEI CORSI PEDIATRICI

La Convergenza degli Insegnamenti di A. T. Still, W. G. Sutherland, ed Erich Blechschmidt.
Un Approccio Biodinamico tal Pensiero Osteopatico e Trattamento.

Dr. Still ha vissuto l'osteopatia come il movimento della vita. La vita stessa potrebbe essere parzialmente vissuta come mente (Divino), materia e movimento.

La mente della creazione respira attraverso la sostanza e crea movimento. Il movimento è l'essenza del normale ... della salute.

Il capitolo uno, nella prima edizione di *Osteopatia nel Campo Craniale di Magoun,* riassume le conclusioni del Dr. Still:

"Il movimento deve essere guidato e diretto da un essere supremo fino alla cellula individuale o ci sarebbe caos e morte." Il Dr. Still comprendeva il liquido cerebrospinale come l'elemento più elevato conosciuto nel corpo umano. Egli immaginava questo fluido come un intermediario nel movimento dell'intelligenza divina ... un canale di creazione nei segmenti embriologici e li irrigava con vita ... Dando forma e funzione, ordine e intelligenza alla nostra esistenza. Senza questo ci sarebbero solo decadimento e caos.

In altre parole, il movimento creato da un mistero divino si dispiega in ogni forma e funzione. Il tempismo e l'ordine della creazione testimoniano questa verità. Nel nostro lavoro possiamo percepire questo movimento come qualcosa che attraversa e permea tutto con integrità e potenza, in modo

precisamente dettagliato. La perdita del movimento crea malattia e, in ultima analisi, morte. Il lavoro di un osteopata è sostenere il continuum di questo movimento, che, quando è libero, è auto-organizzante.

Dr. Sutherland riporta la sua osservazione diretta del liquido cerebrospinale che riceve il "Respiro della Vita." Il Dr. Sutherland sentiva una scintilla misteriosa di potenza infallibile che era intelligente e al comando, superando tutte le altre funzioni. Questa scintilla accende l'interezza.

Perciò la chiamò "Respirazione Primaria" perché era trascendente, essenziale e "dal Fuoco."

Sutherland osservò anche che questo movimento di respirazione primaria organizza la materia e i processi metabolici ordinati, mentre ripara le disfunzioni.

Lui vede il processo come trasmutazione, non trasformazione.

Ha anche notato che questa intelligenza ha un'intenzione diagnostica e delle priorità, e tratta in un modo che è infallibile nella sua abilità.

Vedeva questa potenza come "lavorare in un interscambio dinamico con la propria creazione come un unico fluido."

Per parafrasare: Sutherland vede il modello di mente, materia e movimento raccolti, nello stesso modo di Still, e aggiunge un linguaggio che porta in vista più del "sentimento del fluido" che si percepisce durante il trattamento; fluido che si muove attraverso il fluido (la potenza), qualcosa che entra nel paziente creando un cambiamento, grande precisione che si dispiega da una Mente superiore; un grande mistero nascosto al lavoro fino ad ogni cellula. Interezza ... Forze auto-correttive al lavoro, e la capacità interiore di guarire. Forma e funzione esistenti come una singola forma di essere, abbracciate dalla creazione e dalla guarigione, come un mistero, tutto che si dispiega dall'eternità.

Tutti i principi fondamentali dell'osteopatia sono esposti davanti a noi da entrambi i medici. Le loro parole riflettono anni di scienza empirica, anni di osservazione e studio degli altri. Ciò che li ha resi famosi non sono state le loro teorie, ma i risultati clinici che hanno ottenuto. Queste non sono idee; piuttosto, sono capolavori della scienza, basati e derivanti dall'arte della pratica. I pazienti si rivolgevano a loro come medici che trattano tutte le malattie, non solo come specialisti in medicina neuromuscoloscheletrica! Leggete i loro rapporti sui casi e vedrete qualcosa di straordinario. Comprendere i principi che inquadrano il loro lavoro richiede molto tempo e impegno.

Il notevole embriologo E. Blechschmidt ha portato alla luce verità che sono così parallele a quelle di Sutherland che la coincidenza stessa è sorprendente.

La radice dell'osteopatia risiede nella segmentazione embriologica. Queste prime localizzazioni di funzione ci forniscono lo schema alla base della nostra interfaccia con i sistemi nervoso autonomo e centrale. Molto è stato scritto su questo, ed è essenziale per il nostro lavoro.

L'insegnamento sul "campo che appassisce" si basa su questo. Blechschmidt svela una nuova visione profonda dei campi metabolici che sono gli effetti di una forza misteriosa, che sincronizza il processo di crescita e sviluppo nell'interezza. Ordine e precisione così esatti che riporta di non aver mai visto l'intelligenza interiore mancare l'intersezione geometrica perfetta.

Descrive l'interezza che sincronizza la segmentazione. Descrive anche, con parole diverse, gli stessi movimenti fluidi che Sutherland chiarisce nei suoi commenti sul fluido e "il fluido nel fluido."

Insieme, queste opere aprono la nostra comprensione a un dramma in corso, che convalida gran parte di ciò che sentiamo durante il trattamento.

Non sono tanto le pietre miliari o le sequenze di crescita che ci interessano, ma l'interazione di un'intelligenza misteriosa, gli effetti fluidi e la sincronizzazione delle parti nell'interezza che si dispiega. Blechschmidt usava la parola "biodinamico" a causa di un'interfaccia tra una forza esterna soprannaturale e il processo interno.Lascia il Mistero come un segreto noto solo all'embrione stesso, come fecero Sutherland e Still. Vede questo come una realtà trascendente. Ma anche lui, come Sutherland, vede un processo interno guidato dall'"influenza biodinamica" come un'attività biocinetica automatica e precisa; Sutherland, osservando lo stesso, lo chiamava "spostamento automatico" (vedi articolo del 1953 sulla Rivista OCA "Automatic Shifting").

Nel 1981 abbiamo iniziato a porci la domanda ... Le forze di crescita e sviluppo sono le stesse forze presenti nella respirazione primaria? Funziona nella pratica? Dopo altri 10 anni di considerazioni su questo, la Biodinamica dell'Osteopatia è stata formalmente istituita come programma di insegnamento post-laurea, messo insieme da me con il supporto di molti meravigliosi amici. E a coloro che hanno respinto i nostri sforzi, grazie per averci spinto ancora di più nel nostro tentativo di essere chiari e precisi nella formulazione di questo programma.

Ogni sforzo è stato fatto per utilizzare il linguaggio osteopatico come lo usavano Still e Sutherland perché ci stanno ancora insegnando. A volte le parole non funzionano molto bene, ma questo è il lascito che portiamo ...

Siamo grati per l'opportunità di condividere e imparare di più mentre ci sviluppiamo insieme.

Nel 1949, nella *Rivista OCA*, il Dr. Sutherland scrisse:

"Ritengo mio dovere mettere in guardia sull'uso di qualsiasi applicazione della tecnica di azione diretta alla Base-Sfenoide o all'Apice della Porzione Petrosa.

"Questo tipo di tecnica influisce direttamente (crea) una tensione severa alla Giunzione della Grande Vena Cerebrale con il Seno Retto.

"Si prega di considerare questo come una critica costruttiva da parte di chi ha un'esperienza considerevolmente maggiore della maggior parte spero di aver detto abbastanza."

AZIONE DIRETTA E INDIRETTA NEL TRATTAMENTO OSTEOPATICO DEI BAMBINI

La maggior parte dei corsi di pediatria insegna tecniche di azione diretta... cioè, le lesioni vengono portate nella barriera nel tentativo di coinvolgere terapie e riposizionare l'osso nella sua corretta posizione anatomica. Andare alla barriera non permette alle forze correttive della respirazione primaria o della respirazione toracica di agire a meno che, a un certo punto, la barriera non venga consapevolmente o inconsapevolmente superata.

Le tecniche di azione diretta tendono a seguire una linea di pensiero ortopedica; cioè, che l'osso spostato stia intrappolando un nervo e causando sintomi. Questo tipo di pensiero riduzionistico coinvolge la barriera inerziale nella lesione, e non la Direzione della Facilità nella lesione. Le tecniche di azione indiretta sono l'opposto. Questi principi esagerano il movimento consentito nella lesione (Direzione della Facilità), da cui deriva il nome. Still utilizzava entrambi i principi.

L'azione diretta è stata promossa dal Dr. Magoun e dall'American Sutherland Cranial Teaching Foundation (SCTF), perché riteneva che la tecnica indiretta fosse troppo difficile per i principianti; il suo ragionamento, come riflesso nei suoi scritti, è molto orientato verso l'azione diretta. Tuttavia, l'azione indiretta è più facile per la maggior parte degli studenti perché non c'è forza nella metodologia. Questo allevia qualsiasi paura di far male al bambino. Credo che ci sia saggezza in questo.

Lo stesso Sutherland, quando gli fu chiesto dell'azione diretta e indiretta, preferiva l'indiretta (Lippincott, *A Manual of Cranial*

Technique, pagina 1). I

membri del gruppo di studio di Sutherland (circa 1939) erano più fluidi e indiretti rispetto a Magoun, come si può constatare leggendo la *Rivista OCA* del 1953.

Perché è importante?

Innanzitutto, hai una scelta da fare quando tratti i bambini... e quando pensi a come guariscono.

In secondo luogo, esiste un modello funzionale che utilizza l'indiretto e un modello biomeccanico che utilizza il diretto. I punti finali sono molto diversi. Il punto finale biomeccanico è un rilascio locale, mentre il punto finale funzionale di un trattamento è coltivato sistemicamente.

In terzo luogo, c'è un altro metodo che chiamiamo biodinamico che non utilizza test di movimento, ma piuttosto persegue prima il paziente intero, poi il movimento locale presente nel campo di lesione, poi il Neutrale nel Tutto e la trasmutazione della tensione del tessuto in un campo fluido sistemicamente. Questo metodo richiede di pensare indipendentemente da ciò che si conosce come quadro di riferimento, il che è entusiasmante.

In quarto luogo, 'pensa osteopatia'... Il tutto, in un punto di facilità... Qual è il modo più semplice e veloce per raggiungere il risultato desiderato? Cosa integra il tuo lavoro una volta che il trattamento è in corso... come puoi dimostrarlo?

I bambini crescono come un'interezza. Non in parti come crediamo. I bambini vivono nella Direzione della Facilità del movimento presente nei loro campi metabolici fluidi. Altrimenti, si sentono a disagio e necessitano di

assistenza.

L'unica barriera con cui si confrontano è il riduzionismo e il ritmo degli adulti.

La crescita riguarda l'essere al momento giusto e nel posto giusto. Questo processo non può avvenire senza che l'interezza esprima ciò che vediamo come parti... L'interezza è l'essenza del benessere, e nei bambini questo richiede il nostro pensiero.

Come guarisce un bambino normale, o cresce naturalmente?

Il tuo trattamento supporta direttamente l'interezza, o presume di supportare l'interezza?

Rileggi *Filosofia dell'Osteopatia.* Cosa diceva Still riguardo all'anatomia, allo scambio di fluidi, all'interezza e alla facilità della dinamica dei fluidi?

Il seguente esercizio pratico coinvolgerà metodi diretti, indiretti e biodinamici, solo per poter rivedere il linguaggio della nostra professione e rinfrescare la nostra comprensione dei principi. Come si inizia? Quando e come entra la forza terapeutica? Cosa succede come risultato della forza terapeutica, localmente, sistemicamente e a te?

AZIONE INDIRETTA SUL BACINO

Pratica

Questa è la prima cosa che Ruby Day, D.O., mi ha insegnato. Viene dal Dr.

Sutherland.

Con il paziente seduto ... ginocchia a un pollice dal tavolo per permettere lo spostamento automatico ... posiziona le tue mani sotto la pelvi in modo che gli ischi siano mediali rispetto alle tue dita più lunghe.

Osserva il bacino pelvico e il pavimento pelvico.

Il pavimento pelvico può essere visto come il quadrante di un orologio ...

Per trovare il metodo indiretto testiamo il movimento, in senso orario e antiorario ... Quale direzione è più facile? Quella è la Direzione della Facilità, o il percorso indiretto verso la guarigione.

Muoviti lentamente nella Direzione della Facilità ... non andare troppo veloce o incontrerai resistenza (cioè, barriera) ... la facilità raggiungerà un punto di equilibrio dove c'è una sensazione di immobilità e quiete ... Questo è chiamato Neutrale ... il punto in cui le forze terapeutiche della respirazione toracica e primaria possono entrare nel campo di lesione e trasmutare la lesione. Aspetta un attimo e il trattamento inizierà.

Il tuo punto finale è quando il tessuto del bacino pelvico risponde alla respirazione toracica. C'è un'opzione per cui l'effetto della respirazione primaria sul campo fluido sia il punto finale.

TRATTARE IL PELVISO CON TENSIONE FLUIDA EQUILIBRATA

Ci stiamo concentrando sulla pelvi perinatale. Questo riguarda il benessere sia del bambino che della madre.

Il fluido di cui ci occupiamo è il protoplasma. È la base della vita. È il veicolo da cui tutte le forme e le funzioni emergono come un tutto, al momento giusto e nel posto giusto.

Può esprimere un evento terapeutico se è presente il Neutrale, altrimenti potrebbe non funzionare correttamente. Il bacino pelvico è lo stesso della cavità cranica. Si comporta in modo simile.

Confronta gli approcci indiretti e fluidi.

Ascolta il movimento fluido presente. Sincronizza durante il periodo di inalazione. Trattamento.

Punto finale.

Riconoscimento del mondo embrionale.

I PUNTI SALIENTI CLINICI DEL TRATTAMENTO DELLA PELVI DURANTE LA GRAVIDANZA

Il Periodo Prenatale

Per favore ricorda, non stiamo visualizzando l'anatomia grossolana o segmentale. Qualsiasi mentalità che affronta direttamente la lesione per rilasciare la tensione somatica non riuscirà a coinvolgere il potere della Quiete Dinamica, cioè la Respirazione Primaria.

I risultati clinici sono proporzionati all'applicazione di principi che non sovrastano la Marea e la sua saggezza. Questo richiede disciplina da parte tua; non dobbiamo applicare principi biomeccanici quando utilizziamo leggi superiori di guarigione. È difficile per tutti noi fidarci, ma ne varrà la pena.

Quello che potresti vedere, senza visualizzare, sono cuciture. Queste sono le dinamiche spaziali pre-segmentali della matrice protoplasmatica che si piega nel suo insieme. Durante il trattamento, vediamo spesso una cucitura ovale tra le componenti viscerali e somatiche dell'addome e della pelvi come un unico spazio.

Il trattamento dalla pelvi cambia le dinamiche delle viscere (utero, pavimento pelvico, prostata, vescica, intestino, cucitura toraco-addominale, ecc.). Durante la gravidanza, quando i pazienti hanno sintomi adattativi come frequenza urinaria, pirosi, dolore al pavimento pelvico e altri problemi funzionali, questo approccio funziona davvero ... facilmente. Il trattamento sembra un gel caldo che si modella; termina in un Neutrale. Fai attenzione a non trattare eccessivamente. Se lo fai, ti stancherai. Il trattamento avviene intorno ai bordi del sacco viscerale e all'interno della parete somatica. Sono possibili anche altri tipi di attività. Se lavori in questo modo prenatale, preverrai la malposizione fetale.

Anche se non fai nascere bambini, scoprirai comunque che molte persone cercano trattamenti durante la gravidanza. Man mano che tratti alcuni, ne arriveranno altri, perché i trattamenti funzionano.

Se il paziente non viene fino alle ultime settimane di gravidanza, potresti pensare di utilizzare la tecnica del "girare il bambino" così come l'approccio del bacino pelvico, durante la stessa visita.

Se leggi i commenti del Dr. Still sull'ostetricia, troverai abbastanza pensiero osteopatico per curare qualsiasi atteggiamento ortopedico che potresti aver acquisito nei tuoi studi. La maggior parte dei professionisti della salute non pensa in modo osteopatico. Dobbiamo rivendicare la nostra professione vivendola. Uno dei punti di forza di Still è la sua consapevolezza del Tutto come realtà.

Nella descrizione del Dr. Still sull'equilibrio del pavimento pelvico (*Filosofia dell'Osteopatia*, sezione sull'ostetricia), egli coinvolge le "parti molli" sopra il pube e il pavimento pelvico ... Dice poco ... Se questo piano viene seguito durante l'ultimo trimestre, sentirai il tessuto diventare un gel. Quando seguiamo le "parti molli" come suggerisce, l'intero perineo si modella facilmente verso una nuova forma (e non si sente alcuna anatomia). Alla fine, la pelvi si omogeneizza ... poi il movimento della Respirazione toracica si svuota attraverso il pavimento pelvico. Qualcosa di bello accade, mentre emerge un semplice, profondo Neutrale. Questo aiuta la vescica ad adattarsi e la cervice ad appiattirsi, ammorbidirsi e aprirsi.

Verso il settimo mese, si verifica un altro fenomeno che dimostra il principio secondo cui "lo spazio si apre nella Quiete Dinamica del protoplasma e la funzione si muove creando forma." Questo è un fatto di grande importanza. È per questo che non raccomandiamo di cercare di rendere la pelvi simmetrica manipolandola.

Durante la metà del terzo trimestre, mentre tieni il bacino pelvico, sentirai uno spazio inscritto nel campo fluido che segna lo spazio che si sta aprendo, come un passaggio, attraverso il quale il bambino può facilmente trovare una porta attraverso il pavimento pelvico... Mentre il bambino va a sinistra o a destra, si avvolge a spirale attorno alla linea mediana, e quando la testa arriva in questo mondo è perfettamente centrata sulla linea mediana (la sutura sagittale si centra sul pube). È davvero notevole da osservare--soprattutto se pensi che la nascita sia un'interfaccia meccanica tra le forze del tessuto, e che nessuna preparazione o trasmutazione sia prevista da Madre Natura e dai suoi amici.

Prima del travaglio, la testa si posiziona in una posizione che riflette il passaggio del bambino nella Direzione della Facilità. Mentre il bambino si sistema nella posizione, le ossa pelviche si traducono e trasmutano per affrontare i cambiamenti imminenti. Non sono costretti in un nuovo "luogo"; piuttosto, si sincronizzano con un percorso noto e si conformano. Le ossa respirano e si modellano insieme alla Marea, così come il bambino.

Tutti questi principi sono piuttosto belli. Non sono creati dalla scienza, ma dalla natura. La Marea ha guarito le nostre menti e i nostri sensi per svelarci qualcosa di prezioso, e attraverso quella testimonianza è nata una tradizione. La scienza dell'osteopatia.

Durante il travaglio

Il movimento del travaglio riceve supporto e saggezza da molte fonti. La Lunga Marea gioca un ruolo nell'avviare l'interezza dell'evento. Proviene dal "mare intorno a noi" e in qualche modo misterioso catalizza la maturazione e il trasporto di madre, bambino e padre in un nuovo mondo. Circa una settimana prima del travaglio, la Lunga Marea entra nell'utero dall'orizzonte e crea l'accensione. Questo innesca il travaglio.

Se i genitori sono consapevoli di queste cose, allora diventa spiritualmente appagante.

I neonati nel canale del parto sono in grado di "comunicare" con la madre; questa guida è necessaria per apprezzare il tempismo degli eventi.

Il movimento nell'assistenza sanitaria oggi è pensare alla gravidanza come qualcosa da superare, e poi la vita, invece di diventare di più, è costretta a tornare al suo schema precedente. Il risultato è che il vecchio schema organizza una nuova forma attorno al vecchio fulcro, e il sistema immunitario si indebolisce. Questo richiede che istruiamo il paziente.

Il travaglio dovrebbe essere supportato da qualcuno con intuizione e il tempo di dedicarsi all'evento. Il Dr. Still credeva che l'osteopata dovesse rimanere con il paziente dall'inizio del travaglio fino alla fine.

Il trattamento durante il travaglio consiste nel far sedere il paziente, come nella pratica. Questa posizione supporta il movimento fetale, e la madre può appoggiare le braccia su una delle tue spalle. Il trattamento sarà evidente poiché le forze della Marea sono estremamente potenti e concentrate.

Il trattamento non è di routine. È necessario solo se qualche forma di inerzia entra nel processo. La madre spesso trova la posizione riposante, e tra le contrazioni può riposare sulla Marea (sembra sonno).

Trattamento Postnatale

Il viaggio si completa.

Ora le forze che hanno creato la crescita e il cambiamento nella madre e nel bambino continuano a lavorare verso l'Interezza. Il bambino entra in un nuovo cerchio. Ne discuteremo altrove.

La madre ha un gran numero di cambiamenti segmentali, ormonali, mentali e viscerali. L'utero, ad esempio, deve cambiare dimensione. È cresciuto fino al diaframma (anche le ovaie). Ora ritorna alla pelvi. Il sacco peritoneale si è mosso insieme ad esso. Il Corpo

Fluido ha aperto tutti questi cambiamenti prima che il tessuto si trasmutasse. La forma della testa è cambiata, le foglie superiori e inferiori del tentorio del cervelletto si sono mosse in modo drammatico, il pavimento pelvico è diventato gelatinoso, i seni hanno cambiato forma e contenuto; il contenuto di grasso corporeo si sposta, tutti gli ormoni si muovono in modo caleidoscopico, il senso di sé cambia, la fede aumenta o diminuisce, l'intestino e la vescica si spostano, il fegato è occupato, la placenta è sparita, il sistema immunitario si riadatta, il cuore si apre, poi la Zona B diventa comune ... tutti i cambiamenti devono trovare un unico fulcro mentre la madre si muove in una nuova relazione tra corpo e anima ... il trattamento è utile.

Ci sono diversi punti salienti che vorrei sottolineare come aree che necessitano di valutazione durante il periodo immediatamente postpartum.

Come è stato notato sopra, le tende cambiano durante la gravidanza. Se non si dispiegano dopo il parto, il paziente può avere disfunzioni tiroidee, mal di testa, lieve ipertensione, ecc. Il principio è trattamento del Tutto, ma se questo non è facilmente raggiungibile, allora si può andare alla cucitura tra le tende e trovare la Lunga Marea, come abbiamo fatto nella Fase Tre. Il trattamento è semplice, quindi non indugiare troppo cercando di sistemare il tessuto o perderai il frutto. Una volta iniziato il trattamento, non c'è anatomia, a meno che non si permetta alla Marea di centrarli.

I risultati sono immediati (48 ore o meno). Ricorda che il fulcro del sistema ormonale è al fulcro dell'origine delle tende, e si sviluppano come un unico movimento. Mentre la Lunga Marea lavora, muove tutto. Ecco perché, una volta iniziato il trattamento, nessuna anatomia è visibile.

Il prossimo luogo da valutare, se il Tutto non risponde, è la giunzione toraco-addominale. Questa giunzione è il punto di interfaccia tra il torace e le cavità addominali. Il lavoro qui riequilibra la sincronicità funzionale tra il sacco peritoneale, il diaframma, l'esofago, ecc. I sintomi che emergono se quest'area necessita di essere affrontata potrebbero essere costipazione, dolore riferito alla spalla e al collo (comune), sanguinamento uterino postpartum (lieve, persistente), nausea, pirosi e dismenorrea.

Se questo non viene affrontato, molti anni dopo il paziente potrebbe sviluppare un tronco corto e persino sviluppare lieve ipertensione o edema idiopatico degli arti inferiori a causa della pressione sull'area surrenale-renale e sui linfatici. Esaminare questa giunzione può essere utile per l'intero albero viscerale. Il trattamento segue gli stessi principi di quelli descritti per le tende. Tuttavia, ormai ti rendi conto che la Marea si sposterà da un livello di trattamento a un altro. Se iniziamo in una cucitura con la presenza della Lunga Marea, potremmo finire in acque più profonde.

Riequilibrare dopo ogni trattamento è consigliabile.

Il trattamento della madre/bambino/padre come un'unica unità è trattato altrove. Il trattamento dei bambini è un corso separato perché i principi sono unici.

IL PELVISO PRENATALE

L'osteopatia può prevenire molte difficoltà per i bambini mentre entrano in questo mondo.

La prima linea di prevenzione è lo stato della pelvi materna e la sua capacità di cambiamento. Le ossa, i legamenti e i muscoli devono trasmutare dal tessuto muscolare a uno stato simile a un gel. Questo dovrebbe essere riconoscibile nell'ultimo mese e progredire successivamente.

Il trattamento durante la gravidanza utilizzando principi biodinamici supporta i cambiamenti metabolici che permettono ai muscoli di ammorbidirsi in un gel. È davvero notevole. Questo è facilmente percepibile durante il trattamento del perineo nell'ultimo mese di gravidanza. La valutazione di questi cambiamenti viene effettuata come consiglia Still nella *Filosofia dell'Osteopatia*. Una mano è posizionata sopra il pube sulle parti morbide, e una sotto sulle parti morbide del perineo. Quello che si sente è un gel... non muscoli morbidi... questo stato simile al gel dei muscoli significa che la pelvi si sta preparando per il parto. Lo stato simile al gel quasi cancella i piani fasciali, evidenti in una pelvi non gravida. Il trattamento non è quindi BMT, ma BFT, tensione fluida bilanciata.

Osservare questi cambiamenti dovrebbe rimuovere alcune delle illusioni che il travaglio sia una "guerra meccanica" tra l'utero, il bambino e la pelvi. Madre Natura sa cosa sta arrivando e prepara una Direzione della Facilità. Dobbiamo assicurarci che il paziente sia in grado di esprimere questi cambiamenti dei tessuti che diventano fluidi. Se ciò non avviene, dobbiamo trattare l'intero Corpo Fluido che media questi cambiamenti.

IL PASSAGGIO

Un'espressione che riassume il processo del parto è questa: Lo spazio si apre nel fluido, e la funzione si muove nello spazio che si apre. Entro l'ottavo mese, se si percepisce il campo fluido della pelvi, ci sarà un'apertura, uno spazio a forma di tubo a spirale. Sarà o a sinistra o a destra del centro. È il passaggio preparato per il movimento del bambino all'inizio del travaglio. La posizione fisica del bambino dovrebbe corrispondere a questo spazio. Questa forma è il vero canale del parto, per così dire. Sapere cosa sta accadendo permette di prevedere il movimento del bambino come ROA, LOA, ecc.

Ancora una volta vediamo Madre Natura essere completamente preparata a creare un processo straordinario.

Questo passaggio è uno spazio nel fluido, non uno spostamento posizionale muscoloscheletrico. Ha la forma di un tunnel dal margine pelvico al pavimento pelvico. I tessuti pelvici si sposteranno successivamente per seguire lo spazio e la sua forma esattamente nello stesso modo in cui avviene la crescita e lo sviluppo embrionale. In altre parole, lo spazio si apre e la funzione si muove all'interno.

Non cercare di simmetrizzare la pelvi gravida o inibirai questo processo, che è asimmetrico.

MALPOSIZIONE FETALE, RIVOLGERE I BAMBINI

Se la pelvi viene trattata durante la gravidanza, la malposizione fetale è prevenibile. Ne discuteremo.

La malposizione fetale è trattabile senza alcuna tecnica di azione diretta, né manuale né con cinghie. Questo sembra folle. Nel 1982, quando ho iniziato a insegnare come girare i bambini, ci furono molte sopracciglia sollevate. Da allora migliaia di bambini sono stati girati con successo utilizzando un semplice principio di trattamento. Il trattamento è sicuro, facile da realizzare e segue completamente i principi dell'osteopatia. Tutti i bambini di cui sono a conoscenza da più fonti sono stati girati nelle ultime settimane prima del travaglio. Tutti i tipi di malposizione fetale, dalle posizioni trasversali al podalico, hanno risposto al trattamento.

Il tre percento dei casi non riesce a riposizionarsi. Abbiamo seguito le storie di parto di alcuni dei "fallimenti". Nella maggior parte dei casi il cordone era intorno al collo in modo tale che girare il bambino avrebbe potuto essere traumatico.

Poiché non viene applicata alcuna forza, la sicurezza di questa procedura è meravigliosa.

Perché il bambino si gira è un Mistero della Natura. Abbiamo imparato molto in 25 anni. Ma il principio non è cambiato dal suo inizio nel 1982. La verità di un movimento interiore verso la normalità è convalidata più e più volte ... questa capacità di riposizionarsi attorno a una linea mediana è un evento naturale nei regni della Respirazione Primaria. Ci sono molte evidenze scientifiche che indicano il riposizionamento come una possibilità. Tuttavia, i nostri formati meccanicistici resistono a queste verità, anche quando affermate da esperti sia in embriologia che in osteopatia ... Tutto quello che posso dire è, prova i principi e vedi tu stesso.

Una Storia

Nel 1979 una paziente venne a trovarmi. Era un'infermiera pediatrica che era stata paziente in precedenza, così come alcuni membri della sua famiglia. Era a otto mesi e mezzo con il suo secondo figlio. Il bambino era in posizione trasversale ... anche il suo primo figlio era trasversale e dovette essere girato forzatamente.

Era sconvolta all'idea di un'altra procedura forzata. "Dottore. Geloso, voglio che tu giri il mio bambino," disse. Ero scioccato dalla sua richiesta. "Non so come," dissi. "Sì, lo sai," disse. "Ti ho visto fare molte cose inaspettate per i tuoi pazienti."

Ho resistito ai suoi commenti, e lei ha insistito ... dopo diversi giri con lei ho deciso di centrare l'utero attorno alla sua linea mediana originale e aspettare. Non ho fatto nulla al bambino.

L'ho adagiata su un fianco rivolto verso di me ... il fondo dell'utero era appoggiato sul tavolo e l'osso cervicale era più in alto ... così che l'utero e il passeggero erano in discesa dalla pelvi.

Sapevo che l'utero aveva una linea mediana, quindi ho sollevato il fondo fino a quando l'utero e il passeggero erano a livello (come con una livella da carpentiere). Quando l'utero gravido si "livellò," la paziente si girò involontariamente un po' verso di me. L'ho lasciata venire, e mentre lo faceva ho seguito la Direzione della Facilità con lei. L'utero voleva andare verso la colonna vertebrale ... così siamo andati, senza alcuna barriera ... è arrivata una sensazione di centratura. Ho aspettato (per ignoranza) ... poi si è seduta! Ero certo di non aver fatto nulla ... in nessun momento ho sentito l'utero o il passeggero muoversi ... era tranquillo, se non altro.

Ha chiamato il giorno dopo e il bambino si era girato durante la notte ... era sicura che la causa fosse l'osteopatia! Stavo ripensando all'intero evento ... nel caso ci fosse un principio in gioco che dovevo riconoscere ... ho provato a girare un altro bambino, e ha funzionato ... poi altri ci hanno provato. I risultati sono meravigliosi.

Da allora, bambini in tutto il mondo sono stati girati usando questa tecnica di centratura dell'utero sulla sua linea mediana ... è difficile crederci finché non lo fai ... la scienza dell'osteopatia emerge dall'arte dell'osteopatia. Sono diventato più consapevole della grandezza di ciò che non sappiamo, e di come dobbiamo sempre "pensare osteopatia" e darle la possibilità di mostrarsi a noi, come ha fatto con il Dr. Still.

Compiti a casa

Studia lo sviluppo embriologico dell'utero ... guarda semplicemente le immagini e vedi i due primordi incontrarsi ... viaggiano, come il Tutto, verso una destinazione che esiste già, in una matrice invisibile di geometria perfetta che è stata stabilita al concepimento ... le due metà dell'utero si uniscono attorno a una linea mediana (non mostrata nei testi di embriologia) e si centrano su di essa ... I due diventano uno. L'osso cervicale è sulla linea mediana, così come l'apice del fondo ... Tutto mi sembra ovvio ... se ti sembra discutibile, possiamo rivedere alcuni fatti dagli embriologi, che vedono questa precisione perfettamente come faceva Sutherland.

L'utero gravido ha una linea mediana, e il bambino ovviamente si avvolge intorno ad essa durante la nascita.

La mia percezione della malposizione fetale è che sia causata da una perdita di orientamento della linea mediana, sia da parte dell'utero (madre), del bambino, o di entrambi come singolarità. Sento che la madre e il bambino condividono la stessa linea mediana nella totalità ... Questa linea mediana centrale non è nei libri.

È una comprensione sviluppata lavorando con gli anziani e dalla mia esperienza personale utilizzando le dinamiche del Corpo Fluido come approccio primario. Tutto si basa sul senso di direzione di Sutherland. Vale la pena rifletterci!

UN RAPPORTO SULLA MALPOSIZIONE FETALE

Ho seguito “C” durante la sua gravidanza su base regolare. Il suo medico ha diagnosticato una depressione e voleva che prendesse antidepressivi, ma lei ha rifiutato e veniva per il trattamento osteopatico a un ritmo che ha determinato lei stessa, che era piuttosto frequente. Nei mesi precedenti, l'ho vista davvero diventare sempre più felice. Qualche settimana fa, il suo medico ha osservato che il bambino era posizionato trasversalmente. Ha pianificato una versione cefalica esterna in ospedale per venerdì scorso (settimana 37 di gravidanza). C non è riuscita a venire per il trattamento osteopatico fino a giovedì, il giorno prima della VCE. Poiché pensavo che fosse un tempo molto breve per permettere al corpo di equilibrarsi, ho suggerito a C di andare da un agopuntore, cosa che ha fatto tre giorni prima del suo appuntamento osteopatico.

Giovedì, quando è entrata in ufficio, ho osservato che il suo ventre aveva una forma diagonale, dal quadrante superiore destro al quadrante inferiore sinistro. C si è sdraiata sul tavolo, ma ha avuto davvero una grande difficoltà a raggiungere qualsiasi forma di Neutrale. Raggiungere il Neutrale è stato difficile durante tutta la gravidanza; immagina un giorno prima di questo intervento. Mentre cercavo di aiutarla a raggiungere un Neutrale, mi sono ricordato del laboratorio che abbiamo fatto in Pediatria 2: sincronizzazione della Respirazione toracica con la Respirazione primaria. Così ho aiutato C a visualizzare la sua respirazione. Si è calmata ed è riuscita a raggiungere un grande, profondo Neutrale di terzo livello. Mi sono posizionato con una mano sull'utero e una sulla colonna lombare.

Presto ho assistito a una bellissima luce che creava un'unità, un

Tutto, avvolgendo madre e bambino. Per una volta sono riusciti a incontrarsi in un luogo lontano... sintonizzati, insieme... C si è riposata sul tavolo per un po' dopo. Quando era pronta, ha condiviso con me la sua esperienza. È rimasta profondamente colpita dal grande sentimento di amore che ha provato. Penso che abbia vissuto questo per la prima volta. Abbiamo discusso che qualunque fosse il problema della versione il giorno successivo, con quel tipo di armonia le cose potevano solo andare per il meglio sia per la madre che per il bambino. Quando ha lasciato il mio studio, il suo utero era centrato con il suo corpo.

C ha lasciato un messaggio per me al telefono alla fine della giornata di venerdì. Ecco cosa è successo. È arrivata in ospedale al mattino. Il suo medico ha eseguito un esame ecografico; il bambino era ancora trasverso, ma la sua testa era ora in alto a sinistra (più diagonale che trasverso). Ha dovuto aspettare, sotto supervisione medica, l'arrivo dell'ostetrico. Dopo un po', ha sentito un dolore tremendo. Ha quasi perso i sensi e ha detto che tutti erano spaventati. È passato. Quando l'ostetrico è arrivato per fare la manipolazione sul bambino... era già a testa in giù, piedi in su.

Amen.

UN BAMBINO NORMALE

I bambini sono una dinamica vivente, non una struttura statica.

I bambini non sono mai gli stessi per due giorni di fila... qualsiasi osservatore attento può vederlo... cambiano... questo è vero sia per la coscienza che per il soma.

Questa forma in continua evoluzione non è l'aggiunta di sostanza a un'infrastruttura anatomica che si espande... piuttosto, i cambiamenti avvengono mentre la vecchia forma muore e la nuova forma viene impressa nel Corpo Fluido, dopodiché i tessuti si adattano a una forma creata dall'intelligenza dietro la creazione e lo sviluppo... Il cambiamento è metabolico, e la forma che si dispiega è la Salute... Entrambi sono guidati da una forza misteriosa che chiamiamo Respirazione Primaria. La chimica e l'istologia si muovono come un'unica Interezza.

La morte alimenta la crescita ... Il vecchio si trasmuta, e una nuova forma si dispiega dal progetto della vita, stabilito al concepimento. Questo progetto in movimento è la base delle tappe fondamentali pediatriche.

Questi processi continuano per tutta la nostra vita; non finiscono con l'embrione o il processo di maturazione.

Questo presupposto unito al lavoro di Sutherland in embriologia fu l'inizio di un modello biodinamico nel 1982.

"I bambini sono piccole sfere di Silenzio"

Max Picard, Il Mondo del Silenzio

IMMAGINI DELLA SALUTE, DA STILL E SUTHERLAND

I bambini sono trasparenti alla Salute.

Queste parole sono fondamentali per il trattamento dei bambini, nel Metodo Biodinamico.

Certamente il Dr. Still ha posto una verità molto profonda quando ha detto, "Trova la Salute; chiunque può trovare la malattia." ... Cosa significa questo? ... Com'è sperimentare la Salute in se stessi e negli altri? ... Qualcuno l'ha mai descritta?

Dott. Still e Sutherland descrivono entrambi esperienze della Salute.

All'età di ottantasei anni, il Dr. Still disse, "Amo i miei pazienti, vedo Dio nei loro volti e nella loro forma."

Queste parole non sono timide. Il Dr. Still era diretto. Non stava guardando le lesioni. Come è arrivato a questa "abilità"?

Posso riferire su come questo sia accaduto per migliaia di osteopati, e per me stesso, praticanti che vedono la Salute, il Divino, e un movimento di Vita nei loro pazienti.

La mia introduzione è stata personalmente dal Dr. Becker, e nella sua conferenza commemorativa di Sutherland del 1965 sul Fulcro Spirituale. Egli afferma, "La Divinità ci centra." Questo si riferisce al Divino che ci centra... non noi che centriamo noi stessi. Questa consapevolezza è comune nelle pratiche contemplative che apprezzano la nostra povertà interiore; "è per grazia di Dio che possiamo percepire il lavoro invisibile dello Spirito." C'è una consapevolezza distinta quando questo accade a noi. Siamo trasformati in pochi secondi per essere un effetto di un'altra presenza profondamente amorevole. Il nostro sforzo deve essere cessato per permetterci di vedere il momento dell'impregnazione e un cambiamento totale nell'essere.

Era chiaro che l'intelligenza umana ha limiti severi senza l'intercessione di una mente superiore.

Per testimoniare la Salute in un'altra persona, i propri sensi devono essere trasmutati dalla Salute che tocca il proprio essere quando si è Neutrale. Questo mi fu chiarito da Rollin quando mi guardò un giorno e disse: "Non iniziare il tuo trattamento finché la volontà del paziente non si arrende alla volontà della Respirazione Primaria!" Fu molto diretto e concreto nel dirlo. Rimasi scioccato. *Aveva preso il punto finale del trattamento come lo intendevo io e lo aveva reso l'inizio.* Dopo molti anni la sua guida divenne chiara e profonda.

Il trattamento inizia quando c'è un Neutrale sostenuto nel Tutto. I bambini hanno questo la maggior parte del tempo. Anche i bambini malati sono trasparenti alla Salute. Questa trasparenza è un tipo speciale di Neutrale che è persistente nei bambini nonostante la loro malattia. *I bambini non perdono la loro capacità di amare, anche quando sono gravemente malati.* Gli adulti, come sai, cambiano umore con il loro senso di benessere. *Scoprirai che anche i bambini molto malati ti centreranno.* Trasmettono il flusso del Divino.

Quando siamo in un Neutrale che è saturato con il Terzo Livello di Immobilità, diventiamo ricettivi in un modo unico. Siamo Neutrali, aspettando serenamente che la Marea entri nel momento e sveli i sensi al mondo invisibile della Salute. Questo è il Divino che ci centra, creando un nuovo livello di consapevolezza ... Nel lavorare con i bambini, poiché sono profondamente

pervasi dal Divino e dalla Salute incarnata, la loro mera presenza è sufficiente per "centrarci" e portare i nostri sensi a "vedere" la Salute ... se ...

siamo Neutrali e al "Luogo d'Incontro," cioè, il Terzo Livello di Immobilità.

Questo richiede una certa consapevolezza interiore dei molti modi in cui possiamo ingannarci.

Così come siamo, i nostri sensi operano dalla mente egocentrica della nostra immagine di sé. Cosa significa questo? Le sinapsi nel nostro cervello si sviluppano attorno agli scambi familiari e culturali. Da bambini e giovani adulti, abbiamo molte proiezioni poste su di noi. Da questi trilioni di sinapsi, formiamo un centro sintetico... uno che creiamo dal mondo intorno a noi, non quello che è in noi dall'inizio della Vita. Molti di noi stanno lavorando per "trovare la nostra Salute e scoprire noi stessi" come siamo stati originariamente creati. Vale a dire, "vedere il volto e la forma di Dio in noi stessi e negli altri," come affermava il Dr. Still.

I nostri sensi sono attaccati all'ego, e quindi vediamo gli altri come proiezioni delle nostre classificazioni, non come esseri trasparenti che riflettono l'immagine Divina della Salute. Lo stiamo facendo tutti. Questa comprensione ci aiuta a comprendere la Neutralità e a fare una scelta per permettere alla Divinità di centrarci...

I bambini faranno questo per noi...

se li incontriamo al Luogo d'Incontro.

La trasparenza di un bambino alla Salute permette alla Salute di emergere nel mondo, e coloro che sono in grado risponderanno essendo "centrati dal bambino"... allora siamo in grado di vedere la Salute negli altri. Questo è il primo principio di trattamento in questo corso.

Si vede il mondo come trasparente e intero. La sensazione che abbiamo di un bambino è che sia "vuoto" e trasparente al movimento della creazione. Vediamo un amore trascendente entrare attraverso di loro, creando/guarendo lo sviluppo cellulare del bambino.

Questa apprezzamento di una consapevolezza semplice e chiara della creazione fa parte dell'eredità che riceviamo dai dottori Still e Sutherland. Rivediamo i loro insegnamenti.

Dr. Still si riferisce a mente/movimento/materia.

Dr. Still disse che queste leggi non sono "create da mani umane."

La mente di cui parla è l'Intelligenza Suprema del Mistero Divino. Questo Mistero anima come il Respiro della Vita (cioè, movimento) che si incarna come il mondo materiale (materia). Così abbiamo lo Spirito che si muove nella creazione e sviluppa il progetto della vita. Possiamo vedere questo se siamo "centrati dalla Marea." Quando siamo centrati, possiamo vedere mente, movimento e creazione come una singolarità nel movimento della vita come un Tutto. La sensazione dell'eternità che entra nel tempo è bellezza.

Sutherland e altri seguono la guida di Still.

Nella prima edizione di Magoun's *Osteopathy in the Cranial Field,* Sutherland riporta sia la sua che la visione di Still della Salute:

Un'Interezza trasparente senza sistemi o parti.

Ricorda, questa non è filosofia, ma il resoconto di un'attività percettiva diretta.

"... Il movimento deve essere guidato da un Essere Supremo, fino alla singola cellula, altrimenti ci sarebbe caos e morte." (A. T. Still)

Sutherland poi cita ulteriormente Still:

"Il Dr. Still comprendeva il Liquido Cerebrospinale come l'elemento più elevato conosciuto nel corpo umano; immaginava questo fluido come un intermediario nel movimento dell'Intelligenza Divina ... Un canale della Creazione nei segmenti embriologici e li irrigava con Vita ... dando ... forma e funzione, ordine e intelligenza alla nostra esistenza. Tutta la Vita si manifesta nel suo Movimento" (vedi pagina 15, paragrafi 1 e 2) ... risvegliati alla Salute e ne sarai testimone.

Nei *Contributi del Pensiero,* Sutherland affronta nuovamente un'immagine semplice di Interezza (vedi 12 aprile 1948):

Qui Sutherland descrive la sensazione del liquido cerebrospinale (CSF) e del Respiro della Vita, il movimento dell'Intelligenza Suprema ... sentendo la scintilla della vita che accende la potenza. Una funzione infallibile, predominante e superiore che chiamava Respirazione Primaria.

Vede un interscambio dinamico (Becker) tra creazione e creato...

Queste impressioni arrivarono a Sutherland solo dopo che smise di usare la forza!

Più tardi nella vita, il Dr. Sutherland chiese a sua moglie di dipingere un quadro della Respirazione Primaria, come la sperimentava lui. Ancora una volta appare un'altra immagine che imita quelle di cui abbiamo appena discusso: una casa sotto il mare.

Il dipinto fu perso in dispute politiche, ma la storia mi è stata raccontata da tre dei miei mentori: Ruby Day, Anne Wales e John Harakal. Recentemente, mi è stato detto da uno storico che la casa nel dipinto era la capanna di A. T. Still... Questo suggerirebbe un amore e un ricordo molto profondi del suo insegnante.

La Casa Sotto il Mare è biodinamica, nel senso che questa immagine è simile all'insistenza di Blechschmidt sul fatto che siamo formati da una forza misteriosa, che passa attraverso di noi dall'"esterno". La somiglianza con Still, Sutherland e il fondamento dell'osteopatia nell'embriologia è ciò che mi ha spinto a scegliere il nome Biodinamica dell'Osteopatia. La comunanza di immagini provocata da tutti questi uomini osservatori è confortante per chiunque abbia sentito queste cose e si senta un po' pazzo quando gli viene detto che c'è solo struttura nella diagnosi e nel trattamento osteopatico.

L'immagine di una casa, trasparente all'oceano del Respiro della Vita, riporta ancora una volta l'esperienza sensoriale di trasparenza, di "qualcosa" che passa attraverso di noi, senza ostacoli, che guarisce/crea mentre passa, senza diminuire se stesso. Questa

Intelligenza Suprema è il Maestro Meccanico, il Medico Interiore, La Salute, Il Sé Superiore e l'Immagine Divina in tutta la Vita ...

I bambini sono l'Archetipo della Normalità, Raggiante di queste Verità.

I nostri anziani vedevano queste verità ... possiamo avvicinarci al loro insegnamento solo quando siamo Neutrali e liberi di essere centrati dalla Divinità ... Ecco perché lo chiamiamo "Il Luogo d'Incontro." La lezione del 1949 del Dr. Sutherland sull'insegnamento della "Marea" chiarisce questo in un altro modo.

Impareremo a lasciare che il bambino comunichi con noi e, da questo, a comprendere le terapie che sono così diverse da quelle per gli adulti, e così belle.

"Non mi vergogno di essere un bambino nella mente di Dio" (A. T. Still). Cos'è un bambino?

Cosa si prova ad essere un bambino nella mente di Dio?

I bambini sono consapevoli del movimento della loro stessa creazione/creatore? Cosa vede, sente, gusta e annusa un bambino?

Cosa li tocca?

Quando vedono gli adulti, cosa vedono in loro? I dizionari non riescono a definire veramente un bambino.

La psicologia si interroga ancora se la loro percezione sia illusione o realtà.

La maggior parte delle madri capisce che i bambini vedono con amore, un amore trascendente, un amore incondizionato.

Molti vedono i bambini come bisognosi di dogmi e restrizioni adulti per crescere. Pochi credono che la crescita e lo sviluppo siano extra-genetici e si manifestino da soli.

Tuttavia, i principi dell'osteopatia affermano che un grande Mistero si sta svelando in un bambino, ed è ben guidato dalla creazione.

Questo è il nostro punto di orientamento in questo insegnamento... quindi iniziamo!

COMUNICAZIONE CON I BAMBINI

Mentre iniziamo lo studio della comunicazione con i bambini, esploriamo l'idea che essi ci centreranno con la loro trasparenza alla Salute. Una radiosità fluisce attraverso di loro. Non stanno fingendo di essere qualcun altro. Sono innocenti della loro bellezza. Il flusso radiante ci tocca, e i nostri sensi si riconnettono alla Salute in noi. Iniziamo a vedere nuovi paesaggi.

L'idea di essere centrati da una fonte esterna è estranea alla maggior parte delle persone. Il processo di dipendenza da una mente superiore alla propria sembra un'idea piacevole, ma la realtà è che siamo addestrati a resistere ai cambiamenti non governati o compresi dal nostro complesso volontà/ego.

Per essere guariti dal bambino, affinché i nostri sensi siano riallineati con la Salute e possiamo di conseguenza diagnosticare e trattare in modo più profondo, dobbiamo essere fermi e neutrali affinché la forza terapeutica possa spostare il nostro stato di essere. Essere internamente tranquilli non è un atto di soppressione delle emozioni e dei pensieri che entrano nella nostra consapevolezza ... È una Neutralità ... uno stato che non è attivo né passivo ... è un luogo che puoi sperimentare.

Facciamo una meditazione e vediamo se discerniamo diversi livelli di attività in noi stessi: Immagina che dentro di te ci sia un pozzo profondo. In fondo c'è la Salute perfetta.

Ma ... il pozzo sembra essere scuro, e quindi la profondità non è prevedibile. Esploriamo queste profondità usando la domanda, *Cos'è un bambino?*

L'intelletto, o mente razionale, è in cima al pozzo ... superficialmente, cos'è un bambino, cosa pensa la maggior parte delle persone che sia un bambino? Pensa a una definizione.

Ora scendi un po' nel pozzo.

- La mente intuitiva acquisita sentirà la domanda in modo diverso. Cos'è un bambino? ... Aspetta nel pozzo a questo livello.
- Ora scendi un po' più in basso nel pozzo.
- La mente istintiva è connessa con la Natura stessa. Chiedi di nuovo in questo luogo più profondo, cos'è un bambino? Aspetta ... Scendi ancora più giù nell'oscurità ... se lo desideri ... porta con te la domanda.
- Quando arrivi in una stanza vuota con "nessuna mente," sei nel Luogo d'Incontro.
- Ora ripeteremo l'esercizio, con le mani sul paziente. Aspetta semplicemente che la Salute nel paziente ti cambi, mentre aspetti nel Luogo d'Incontro.

Cos'è un Bambino?

Pensa logicamente, razionalmente ... pausa ... cosa risponde la tua mente? Ora lascia che la domanda scenda nell'intuizione o nel cuore ... la risposta prende una forma diversa?

Scendiamo un po' più dentro noi stessi, in una stanza tranquilla; chiudi la porta e siediti nella domanda, senza parole o sentimenti ... pausa ... che tipo di conoscenza arriva ... come differisce dalle prime e seconde risposte? Ricordi la tua mente infantile?

Dov'è ora ... silenziata?

C'è un luogo d'incontro dove puoi percepire questa mente infantile in te stesso? ...

Torna in quella stanza che è nel profondo e aspetta ... cosa accade ... questo è il Luogo d'Incontro.

Il primo principio del trattamento è aspettare in questo "luogo d'incontro" ... finché la tua consapevolezza non viene cambiata da qualcosa che ti accade, non da qualcosa che fai o fai accadere. Si aspetta ... nient'altro ...

Come si stabilisce la comunicazione con la Salute e la coscienza in un bambino?

Se aspettiamo al Luogo d'Incontro, la presenza del bambino avrà un effetto sulla nostra consapevolezza. La tua coscienza è straordinariamente elevata e trasparente, e i tipi di cose di cui W. G. Sutherland e A. T. Still hanno parlato entreranno nella tua percezione ... qui inizi la sfida di non ricadere nelle vecchie forme di essere.

Lascia che l'amore pervada la tua consapevolezza ... mantieni il cambiamento nel tuo cuore e nella tua mente anche se le tue ruote mentali si allontanano ... questo è l'inizio della comunicazione e della visione dei movimenti della creazione. Arriviamo a un Luogo d'Incontro, il bambino ci saluta, cambiamo, e ora iniziamo a fare un piccolo passo nel mondo di un bambino.

Pratico: Vai al Luogo d'Incontro, livello tre, cosa accade? Impara a conoscere te stesso e sii misericordioso ...

Non respingere ciò che è indesiderabile in te stesso ...

Rimani nella Direzione della Facilità nella tua consapevolezza. Cosa succede?

"Amo il mio prossimo. Vedo dio nel suo volto e nella sua forma." A. T. Still, età 86

IL VIAGGIO PERCEPTIVO VERSO IL LUOGO D'INCONTRO

–L'abitudine ci indirizza in una direzione
–Abreazione (lontano dall'abitudine)
–Appare un nuovo paesaggio

–Attesa

–Il paesaggio rivela la sua dimensionalità
–Distacco (questa è una scelta di muoversi verso la perfezione in tutti noi; la Salute)
–Aspetta ... vuoto ... non passivo!

–Neutralità

QUALCOSA converte la tua coscienza.

Consapevolezza della salute, trasparenza e pace

LA SCIENZA DELLA CRESCITA E IL CORPO FLUIDO

Una volta che abbiamo compreso il Corpo Fluido e la sua intelligenza perfetta, abbiamo iniziato a renderci conto che i bambini non sono adulti. Può sembrare assurdo dirlo, ma l'approccio che era e spesso è ancora accettato come standard per il trattamento osteopatico dei bambini è il confronto diretto di una barriera di lesione con la forza diretta dal medico.

Questo è in diretta contraddizione con il lavoro che Sutherland prescrisse più tardi nella sua carriera.

Mettendo da parte questo, ci si trova comunque di fronte ai fatti che la base fisiologica della crescita e dello sviluppo, così come le osservazioni di Sutherland sul "Fluido", ci indicano chiaramente di allontanarci da un approccio biomeccanico come prima scelta per il trattamento.

La crescita e lo sviluppo sono un'espressione di un sincizio protoplasmatico unificato, governato da una forza misteriosa e infallibile. L'interezza di un bambino è la più piccola divisione... Questo fatto è espresso dai moderni embriologi così come da Sutherland. Il Dr. Still indica questa direzione nei capitoli iniziali della *Filosofia dell'Osteopatia.* Questo deve essere affrontato e integrato mentre esploriamo la responsabilità di aiutare i bambini a diventare più normali.

Mentre il tutto cambia forma e chimica, c'è, per necessità, la "morte del vecchio" e il "dispiegarsi del nuovo." È così che avviene la crescita. Il vecchio muore e il nuovo informa. Non stiamo accumulando strati come un albero.

Questo processo metabolico è guidato dalla Respirazione Primaria. Il progetto della vita si dispiega, una storia che è presente fin dal concepimento. È realizzato tramite Trasmutazione.

Il dispiegarsi dipende dal tempo e dalla posizione... entrambi sono espressi nel protoplasma mentre il tutto si muove attorno a un fulcro ... un punto di potere e dinamica spaziale.

L'idea di posizione come un luogo anatomico statico è così errata che mi chiedo come abbiamo potuto mancare questo punto in precedenza. C'è una forma che sta cambiando la sua posizione, volume e chimica mentre ci sediamo e trattiamo. Succede ora, non dopo.

Questo sincizio biodinamico deve esprimere il suo potere come un tutto, altrimenti ci saranno fallimenti del sistema ... fallimenti che, lasciati appassire, porteranno a modelli di malattia grossolana e morbilità. Questa è scienza mainstream, e per quanto trascurata sia... siamo l'unica professione che ha le competenze per interfacciarsi con questa meravigliosa e misteriosa bellezza.

Il nostro compito è testare i principi che co-emergono da queste scienze e vedere dove ci conducono nel trattamento dei bambini. Dobbiamo imparare a comunicare e cooperare con le leggi naturali in azione lasciando che ci insegnino. E come ho detto... pensa osteopatia!

Personalmente, ho iniziato il processo di esplorazione dei principi nel 1978. Lo menziono perché non mi fidavo del materiale proposto da Sutherland. Ma amo l'osteopatia, e il piccolo sforzo che ho fatto ha dato incredibili risultati negli esiti clinici della mia pratica generale rurale.

Ero sicuro che i risultati che vedevo non fossero veri anche quando mi fissavano in faccia. Come potrebbe qualcuno guarire se si affronta il movimento nel paziente invece delle tensioni della lesione? È difficile accettare ciò che vedrai e sentirai e dimostrare nella guarigione. La scienza esiste, ma è troppo bella per essere vera. È facile ignorarlo o dire che abbiamo bisogno di forza nei casi difficili.

Quello che ho imparato dall'essere un medico di base e camminare sulla linea tra la medicina allopatica e l'osteopatia è che il modo in cui si pensa determinerà i principi che si usano nella pratica. Una mente allopatica che pratica l'osteopatia è destinata a usare pressione meccanica diretta o aggiungere rimedi... ma se si riesce a pensare diversamente su un caso a settimana, i risultati dimostreranno i principi dell'osteopatia a quella persona.

Sii uno scienziato e metti alla prova i principi che abbiamo stabilito qui, e scoprirai perché siamo una professione distinta.

I bambini sono biologicamente modellabili e plastici... Non sono adulti, e comprendere chi e cosa sono è il nostro scopo nello studio.

Se tratti un adulto come un bambino, scoprirai che le leggi della guarigione non cambiano mai con l'età.

"Non puoi trattare un bambino come un adulto, ma puoi trattare un adulto come un bambino."

INTEREZZA

L'interezza è la più piccola divisione della vita. Le parti sono espressioni dell'intero. Non c'è migrazione nella crescita, solo l'intero che cambia come forma singolare.

L'idea e la percezione dell'interezza non sono nuove in osteopatia, ma spesso vengono considerate come una verità filosofica, non come un fatto biologico. L'intero è un fatto, e sia Still che Sutherland hanno imparato ad apprezzare l'interezza. Quando trattiamo bambini e madri in gravidanza, questo fatto è fondamentale, non solo un'idea ...

Zona B è un nome dato al Corpo Fluido ... come vedremo, agisce come una goccia senza alcuna distanza. Quando si verifica uno shock di qualsiasi natura, il Corpo Fluido "si rompe e si deforma", allineandosi con una falsa linea mediana piuttosto che con quella nel progetto della Salute ... nei bambini, questa lesione del Corpo Fluido causa molti ritardi e deformità. Il ripristino del Corpo Fluido riposiziona tutte le funzioni verso una linea mediana più perfetta. Pediatria Uno lavorerà con principi che ripristinano l'interezza.

Assiomi

La crescita e lo sviluppo sono espressioni di Interezza.

Il movimento dell'Interezza è perfetto, sia nel suo risultato che nella sua capacità di riorganizzarsi se ostacolato. Questa è la preoccupazione creativa della vita per se stessa. Muove ogni molecola con tempismo perfetto, creando effetti che chiamiamo traguardi ... l'intersezione perfetta di essere, forma ed espressione.

Essere, forma ed espressione sono un unico movimento. Se lesionata, l'Interezza si divide in ciò che chiamiamo tessuto, fluido e potenza.

Normalmente queste divisioni non si percepiscono in un

bambino o adulto sano.

Il progetto della Salute non si lesiona ... solo il Corpo Fluido che è stato geneticamente modificato rispetto al progetto può deformarsi.

EMBRIOGENESI MAMMALIANA

Evidenze che alcuni eventi dell'embriogenesi dei mammiferi possono derivare da una crescita differenziale, rendendo la migrazione non necessaria

"Come principio della fisica, tutti i movimenti avvengono in relazione a un punto di riferimento. Questo è particolarmente importante in una massa in espansione, come un embrione, poiché tutte le strutture non attaccate alla superficie comprensibilmente si allontanano dalla superficie man mano che la massa si espande. In tali condizioni, il punto di riferimento ideale sarebbe uno al centro della massa, cioè un baricentro. Anche se un punto del genere non esiste costantemente negli embrioni in sviluppo, qualsiasi punto che sia più centralmente posizionato si muoverebbe meno in relazione alle strutture circostanti e quindi sarebbe più adatto. Tali punti di riferimento sono stati utilizzati nello studio attuale e differiscono dai punti di riferimento superficiali o quasi superficiali utilizzati in studi sperimentali passati sui movimenti migratori."

Raymond F. Gasser PhD

L'articolo completo può essere trovato qui: https://anatomypubs.onlinelibrary.wiley.com/doi/full/10.1002/ar.b.20092

ZONE COME STRUMENTO DIDATTICO

Le Zone sono uno strumento didattico che abbiamo sviluppato per la Biodinamica.

La Zona A è costituita dalle tensioni somatiche che non possono diventare Neutrali (riposo).

La Zona B è il campo protoplasmatico che può lesionarsi.

La Zona C è la consapevolezza dell'operatore dell'Interezza in qualsiasi forma.

La Zona D è l'oceano tra noi e l'orizzonte ... la causa biodinamica della Zona B

Un bambino normale non ha zone ... le percepiscono TRASPARENTI

CITAZIONI DA BAMBINI DI SETTE A NOVE ANNI

Nel 1979, un'insegnante di danza di New York, che trascorreva le estati nella campagna del Maine, mi disse che durante i suoi trattamenti poteva sentire i caldi movimenti del fluido. Questo accadeva regolarmente dopo che aveva ricevuto i suoi primi tre trattamenti. Insegnava ai bambini a danzare ed esprimere fluidità nel movimento. Disse che si chiedeva se i bambini potessero naturalmente percepire ciò che chiamiamo Respirazione Primaria.

Ha organizzato un esperimento. Ha chiesto ai bambini di sentire dentro di sé e riferire. Non è stato detto nient'altro ai bambini.

1. Sembrava un mare di persone che si stavano combattendo su di me. (Joana, terza elementare)

2. La mia immaginazione lavora con tutto il corpo e sembra strisciare sull'erba. (Jason, quarta elementare)

3. La mia sembra un cervello, si sente come un grande cerchio nella mia testa. (JoAnn, seconda elementare)

4. La mia immaginazione è come una macchia. Cambia forma, dimensione e colore. Se potessi sentirlo, sembrerebbe scivoloso e spugnoso. Raccoglie idee e le comprime in un'unica idea. Lo sistema in modo che sia il meglio possibile e lo invia alla mia mente. La mia mente lo invia alle mie mani, e io lo faccio. (Alon, classe 4)

5. Sembrava che qualcuno fosse su una barca. Sembrava che fossi su una barca. (Daniel, classe 3)

6. La mia immaginazione cambia di minuto in minuto. Ora è nel mio stomaco. (Jacob, classe 2)
7. Apertura e chiusura. (Ryan, classe 2)
8. La mia mente ha molti pensieri. Oggi il suo pensiero è un uccello. Ma non un uccello qualsiasi! (Erin, classe 4)
9. Fuoco blu, fuoco feroce. (Daniel, classe 4)
10. Non posso entrare nella mia mente senza andare da un lato all'altro. È così ventoso. Scopro che il vento è ondulato e ha vitamine speciali per raccogliere le cose. (Renee, classe 3)
11. Se è intrappolato, sembra che stia per morire. (Amy, classe 4)
12. Wee-hee-hee-hee-hee-hee. (Keith, classe 4)
13. Vuole essere libero. Non vuole essere in un'area chiusa. Gli piace essere solo una piacevole brezza estiva. (Jennifer, classe 4)
14. Libertà! (Nicholas, classe 4)
15. Molto, molto, ondulato. (Angela, classe 4)
16. Sembra che ci sia un mucchio di acqua nella mia testa che gira intorno. Sembra che i pompieri stiano spruzzando acqua nella mia testa. (JB, 7 anni)

Se i bambini possono sentire il "Corpo Fluido" e osservarlo, allora dobbiamo essere attenti a riconoscere e onorare le loro sensibilità e doni naturali. I bambini sono invasi da molte buone intenzioni... Pertanto, l'educazione di noi stessi e dei genitori è importante.

INCONTRO CON I BAMBINI, ESSERE CENTRATI DAL BAMBINO

L'obiettivo di un trattamento osteopatico è trovare la Salute nel paziente, in modo tale da permettere loro di scegliere di riconnettersi con la loro Interezza e la conseguente sensazione somatica di Eternità e Amore.

Con i pazienti adulti, seguiamo la guida della Respirazione Primaria attraverso paesaggi che diventano familiari per noi nel tempo. Abbiamo, in misura maggiore o minore, acquisito abbastanza familiarità per cooperare e comunicare con le leggi che organizzano questi paesaggi. Possiamo assumere una certa leadership nel dare consigli, se ci viene chiesto.

I bambini non sono adulti ... per niente.

La nostra ricerca con i bambini e su come incontrarli ha aumentato il successo dei risultati clinici a tal punto che il confronto con il nostro "vecchio stile di trattamento" non è affatto utile.

Come entriamo nei paesaggi in cui vivono i bambini? Quale formato terapeutico utilizza la Respirazione Primaria, se non possiamo inibire il processo? Per rispondere direttamente alla domanda, puoi osservare i bambini giocare, cadere e auto-curarsi fermandosi e restando immobili, mentre una sostanza potente e morbida li riempie e se ne va in pochi secondi. Oppure puoi osservare una madre che tiene in braccio un bambino ferito e prega silenziosamente, aspettandosi che la grazia di Dio intervenga e guarisca ... cosa che accade.

Purtroppo, poche persone nella società moderna percepiscono entrambi gli eventi.

Come osteopati potremmo essere in grado di seguire le attività sopra descritte, ma solo se i nostri sensi sono stati riconnessi a una mente neutrale ... Essere attivi con i sensi ci acceca a queste cose, così come essere passivi o afferenti. I sensi neutrali sono connessi alla Salute. Questo non è un atto di "volontà" ma piuttosto il risultato di essere centrati da una Mente superiore, come hanno affermato Still e i suoi seguaci.

I bambini sono con la loro Salute in un modo che mette in imbarazzo qualsiasi adulto che abbia notato che anche i bambini più gravemente malati possono amare oltre qualsiasi cosa gli adulti in generale trasmettano. Gli adulti, come sapete, non trasmettono amore in un flusso ininterrotto ... in realtà, la maggior parte degli adulti è ostile alla propria malattia e raramente sente questo amore, che è così familiare ai bambini che non lo identificano come "altro."

Incontrare i bambini in modo infantile è una buona porta d'ingresso al contatto sociale. Ma non è ciò che serve per comprendere i paesaggi delle forze di guarigione in un bambino, quando il trattamento inizia e finisce, e il suo stile di potenza e fuoco.

Possiamo diventare un bambino? Non nel senso che speriamo. I trattamenti di solito trascendono la nostra umanità adulta e maturità spirituale ... quindi spesso ci ritroveremo in un luogo che sentiamo come un paradiso mentre il bambino va avanti, dietro un altro velo.

Il Luogo d'Incontro è il luogo dove possiamo iniziare a entrare nei margini inferiori del mondo di un bambino. Un luogo che riconosceranno come rifugio e sicurezza. Un luogo che i loro genitori occasionalmente visitano con loro, ma forse non con intenzione o molta frequenza. La loro risposta dimostrerà ciò che diciamo qui, e, presumo, vi impressionerà in molti modi.

Il Luogo d'Incontro si verifica alla circonferenza dell'Immobilità Dinamica o del Terzo Livello di Immobilità.

LA IMMOBILITÀ DINAMICA

Il linguaggio usato qui serve a evidenziare qualità specifiche di questa Immobilità unica. I molteplici nomi sono usati in diverse aree dell'insegnamento della Biodinamica dell'Osteopatia, dove l'enfasi si sposta sullo studio dettagliato di specifiche circostanze cliniche.

I nomi per questa Immobilità sono Terzo Livello di Immobilità, Quiete Naturale, Luogo d'Incontro e Quiete Dinamica.

Nel nostro lavoro incontriamo molti tipi di immobilità e punti di quiete, con vari gradi di profondità e potenza. Ogni nome si riferisce a un particolare tipo di potenza.

Il Terzo Livello di Immobilità è intrinseco agli ambienti naturali indisturbati.

Nella natura selvaggia non ci sono strade. Non ci sono influenze psichiche dalla frenesia delle attività civilizzate. Il mondo naturale è minimamente cambiato dalla civiltà in un'area selvaggia.

Questa Immobilità di Terzo Livello è così forte che oscura tutti i suoni; anche i movimenti degli animali e il tempo non la sovrastano. Domina il mondo sensoriale.

Echeggia l'immortalità e libera il cuore da qualsiasi preoccupazione che la morte sia un buco nero. È un cibo e un tonico che rafforza tutta l'atrofia. Indurisce le ossa.

Se si viene gettati in un paesaggio con il Terzo Livello di Immobilità, la sua potenza può sembrare travolgente. Spaventa molti visitatori alle prime armi. Una volta che ci siamo abituati alla sua presenza, è forte, stabile e di supporto.

Ci centra. Ci tiene sul suo centro. Non c'è lavoro da fare, se non rispondere ai movimenti della vita. Se si adora questo luogo, allora altre qualità diventano note. Non è un luogo per persone che non sono interessate alla morte spirituale e alla Salute.

Mentre percorriamo strade asfaltate, ci sono alcuni "luoghi fuori mano" dove si può trovare questo Terzo Livello di Immobilità. In un luogo del genere, quando ti sdrai sotto un albero e guardi negli spazi tra i rami e aspetti, lo sentirai. Potrebbe farti cadere in un Neutrale che ti fa sentire la tua stanchezza sulla strada verso il Neutrale. Potrebbe sembrare di morire o come se potessi morire ... Passerai solo dalla sofferenza alla bellezza, al vuoto e al riposo. Usiamo così tanta forza di volontà che siamo tutti stanchi a un livello che non percepiamo finché non guarisce. Al Neutrale, l'immobilità ci inghiotte e troviamo al suo interno una pace sospesa. Un oceano. La prima esperienza in natura della sua Interezza.

Viaggiare su una strada secondaria alla ricerca di luoghi incontaminati è una forma di ricerca, il pioniere in un altro mondo. Una volta trovati, questi luoghi diventano case di riposo. A un'ora da casa mia c'è un lago ... tutto intorno c'è questa speciale immobilità. Le persone vanno lì e nuotano. Una volta che arriva un certo numero di visitatori, è meno evidente che questa immobilità sia presente. Puoi sentirla consumarsi nello sforzo di bilanciare l'intero. Dopo anni di abuso costante, il ritmo cambia e solo l'Immobilità di Livello Due è apprezzata.

Lo "spazio tra" era un argomento di cui scrisse il Dr. Sutherland, così come il Dr. Schooley. È una descrizione del paesaggio dentro di noi, piuttosto che fuori nel selvaggio. È un'abilità sentire lo spazio tra piuttosto che l'anatomia quando si tratta. (Vedi l'anno 1951 in *Contributi del Pensiero* e l'articolo sui Fulcri nella Rivista OCA del 1953.)

La meditazione che ho descritto sopra vale il tempo. Cambierà il modo in cui leggi questi scritti. Nel 1971, ho sperimentato questo Terzo Livello di Immobilità tra le forme nei boschi. Ricordo di aver pensato che fosse Dio. Mi ha spinto verso uno studio spirituale che ha parallelo i miei interessi osteopatici nel craniale. Le due strade si sono unite negli anni successivi.

Il Terzo Livello di Immobilità è un Luogo d'Incontro. Luoghi dove andiamo per incontrare la natura, incontrare la Marea curativa, incontrare la nostra Salute, incontrare l'Oceano in cui viviamo e incontrare i bambini. I bambini vivono oltre e nei paesaggi di questa Immobilità. Quando siamo presenti a questo Terzo Livello e aspettiamo con neutralità (senza aspettative) saremo centrati da una presenza superiore. Qui è il punto di non ritorno. Non possiamo usare la nostra forza di volontà per essere presenti. Ora abbiamo un luogo d'attesa dove siamo accolti dalla Marea nella sua infinita varietà e guariti nei nostri cuori, così possiamo essere consapevoli della Salute e della sua intenzione. Questo è un luogo dove ci si può illudere di credere di essere 'lì'. È un luogo che silenzia le tue reazioni e crea in te risposte che sono piacevoli sorprese. È al di là del confronto, al di là della dualità, al di là dell'abilità; è al di là delle ripetizioni e dei lunghi trattamenti. È la porta d'ingresso alla Casa del Maestro. I bambini sono naturalmente trasparenti alla Salute e ci centreranno se siamo al Luogo d'Incontro.

Abbiamo studiato la dinamica spaziale nella Biodinamica dell'Osteopatia. Abbiamo creato un linguaggio: Zona A, che è delimitata dalla pelle; Zona B, il Corpo Fluido che è delimitato da un'area intorno al corpo; Zona C, che è una virtù; e Zona D, che è delimitata dall'orizzonte. Ogni zona inizia dall'Immobilità Centrale e arriva fino al confine di riferimento.

Il Primo Livello di Immobilità è, come abbiamo detto altrove, il punto di equilibrio della pressione atmosferica e dei fluidi corporei. Si trova nella Zona A. Il Secondo Livello di Immobilità riempie la Zona B. La Zona D è nel Fluido se entriamo nello Spazio. La prima consapevolezza di ciò è negli spazi tra le forme materiali. Il livello successivo di immobilità, il livello quattro, attraversa tutto senza diminuire e porta un senso concreto di santità e amore, in un oceano di infinito che è sconfinato. Qui, il senso di sé si sposta nel Divino. Non c'è più io e te... Tutte le cose sono ugualmente Sante. Il mio punto qui è vedere la dimensionalità dei diversi livelli e come ciascuno si dissolve in una maggiore potenza e in uno spazio più ampio.

Dobbiamo rivedere come siamo arrivati a comprendere queste

relazioni.

La scienza dell'osteopatia è empirica. Osserviamo le leggi naturali in azione e lentamente iniziamo a vedere le relazioni. Il Dr. Sutherland ha osservato per quasi cinquant'anni, e i suoi studenti più vicini erano osservatori attenti e imparziali. Bisogna imparare a osservare senza disturbare i movimenti naturali.

La teoria della relatività afferma che influenziamo l'ambiente. Questo può essere vero per qualcuno con un motivo, ma è possibile diventare invisibili e non osservare, ma ricevere consapevolezza e i fatti dall'ambiente. Questo accade perché l'obiettivo della natura è bilanciare tutto, non solo muoversi con indifferenza.

Dr. Sutherland poteva vedere fenomeni, studiarli per anni e poi chiedersi: "Dov'è il fulcro?" In una ricerca della causa o di un fulcro primordiale, ogni impressione precedentemente conosciuta finisce, e appare un nuovo luogo... se si è troppo eccitati, si cerca di trattenere le immagini o si diventa timorosi, allora la propria percezione ritorna al paesaggio precedente, perché si è influenzato l'evento. La consapevolezza di questi livelli deriva da anni di studio concentrato e pratica, eppure sono anche dati da Sutherland perché, tra le righe, è tutto lì da ascoltare.

La sua immagine duratura della Respirazione Primaria è una "Casa Sotto il Mare." Ha tentato di dire tutto in un solo dipinto. Il dipinto è perduto, ma non la storia dei suoi testimoni. La descrizione della Casa Sotto il Mare è esaminata altrove. Ma guarda cosa ha trovato e il lavoro che ha continuato a fare. Perché? Bene, posso solo parlare per me stesso e indovinare da tutte le storie che ho sentito dai suoi amici. Perché? Perché i risultati clinici aumentano esponenzialmente e la propria Salute viene portata più vicino alla vista. Quando ami qualcosa, può aprirti molte porte e il vento può liberare l'aria viziata all'interno. Questo è il motivo. O forse c'è un piano divino per ciascuno di noi e persiste con noi finché non modelliamo la Salute in noi stessi.

Quando arriviamo al Secondo Livello di Immobilità e matura la nostra neutralità, iniziamo a sentire la Lunga Marea e la sua interezza

... Se perseguita, allora ci si innamora della vita. Dopo molti anni, si ha il coraggio di voler vedere se c'è di più; si cerca la causa della Lunga Marea, il suo fulcro ... a rischio di perdere tutto. Questo diventa un confronto con il proprio desiderio di potere e sicurezza, che può essere superato se si ama il Mistero come una presenza vivente, e non come energia; non posso esprimere quanto sia difficile trasferire il proprio essere in un nuovo mondo in modo permanente ... non solo per un momento o due. La Lunga Marea si dispiega da una Quiete Dinamica (Terzo Livello di Immobilità). Questa immobilità è chiamata dinamica a causa del suo effetto sull'osservatore. Quando questa immobilità si manifesta, l'osservatore può spaventarsi—più tardi, forse, rimanere sbalordito. Poi, quando l'osservatore è Neutrale, la Quiete Dinamica lo centra nel Divino ... si vede la Salute, e nessuna lesione.

Si vede solo la Salute. I bambini sono visti, poiché non sono accuditi da nient'altro che dall'Amore Divino.

Il Terzo Livello di Immobilità è chiamato la Quiete Dinamica. Ci centra. Cominciamo occasionalmente a sentire un Neutrale, che non ha connessione con la nostra volontà personale. Ci tiene sul suo centro. Qui, entriamo in una "casa sotto il mare." Siamo ospiti. Ci riposiamo. Siamo serviti. Questo essere serviti risveglia un ricordo di innocenza. Si smette di desiderare e si aspetta. Come un bambino, si diventa dipendenti, liberi dall'indipendenza ... liberi di ricevere amore e di iniziare ad amare gli altri da una Neutralità che è incapsulata dagli input mondani. Questi momenti di meravigliosa purezza non portano alcuna macchia della propria volontà. È chiaro che è un dono del Maestro, e si è aperta una finestra dalla fiducia assoluta nel suo insegnamento e nella sua guarigione.

CALMA DEL TERZO LIVELLO

Il motivo per cui identifichiamo diversi tipi di immobilità è perché diversi livelli diventano visibili man mano che permettiamo alla nostra mente di cambiare. Esistono diversi livelli perché la nostra percezione è lesionata. In generale, non siamo consapevoli delle leggi della natura e del Respiro della Vita e abbiamo poco discernimento in queste questioni. In generale, siamo prodotti della nostra educazione, non della vita.

Il nostro studio delle leggi riguardanti la Respirazione Primaria ci ha risvegliato a diversi tipi di immobilità, con dinamiche spaziali distinte, potenze e tempi terapeutici. Questo è di grande aiuto nel trattamento.

La percezione normale può essere compresa solo se si leggono le autorità sulla vita aborigena o i mistici che hanno lasciato il mondo secolare. La maggior parte delle persone crede che la propria percezione sia accurata e che siano al di sopra della norma. Questo si riflette nelle proiezioni che governano l'attività mentale individuale nella nostra cultura. L'argomento della percezione normale dovrebbe interessare i medici e soprattutto gli osteopati tradizionali. Lo lascerò qui a meno che non ci siano ulteriori domande su ciò che comprendo.

Il Terzo Livello di Immobilità è anche chiamato Quiete Dinamica, Luogo d'Incontro e occasionalmente Quiete Naturale (quando si è nella natura selvaggia). La varietà di nomi dati al Terzo Livello di Immobilità evidenzia attributi specifici a cui ci riferiamo in diverse aree del nostro insegnamento. Mettere tutto sotto un unico nome accentuerebbe il Mistero e indebolirebbe la nostra comprensione, che porta alla Magnitudine del Divino. Non avremmo una mappa del percorso, e nella pratica clinica questo è un problema di sicurezza. Il Terzo Livello di Immobilità è nativo della natura. Questa Quiete Naturale è intrinseca agli ambienti selvaggi.

Quando entriamo in una natura selvaggia, non ci sono strade e pochissimi viaggiatori. Nessuna tossina psichica dalla civiltà. Nessuna distrazione, ricreazione o divertimento. L'aria è limpida, l'ambiente imprevedibile. Bisogna prestare attenzione e non essere sottomessi a considerazioni interne. Quando si fa questo, l'immobilità è dinamica. Eclissa tutti i suoni. Domina il mondo sensoriale. Risuona immortalmente. Libera il cuore dall'illusione che la morte sia un buco nero. È un cibo che rafforza ogni atrofia. Indurisce le ossa.

Se si viene improvvisamente gettati in questo paesaggio, il vuoto può essere spaventoso. La potenza dell'immobilità, l'assenza di banalità e il senso di isolamento dal familiare possono essere feroci. Molti visitatori per la prima volta sono disarmati e diventano emotivamente fragili. Alcuni si ammalano. Questo dramma è molto meno acuto quando stiamo imparando l'osteopatia. L'esperienza nella natura selvaggia, tuttavia, è più intensa perché l'intero familiare è scomparso.

All'inizio, l'esperienza con il Terzo Livello di Immobilità durante il trattamento mi spaventava; mi ritraevo rapidamente. Corsi verso qualcosa di familiare. C'era un vuoto sconfinato. Qualsiasi idea di tempo, spazio e Dio si disintegrò in un secondo. Mi resi conto che avevo solo idee ed emozioni, ma non un'esperienza viva e sostenuta delle cose in cui credevo. Tornai lentamente e, di conseguenza, trovai diversi tipi di immobilità lungo il percorso. Feci una mappa.

Vediamo qualcosa che possiamo fare per studiare l'immobilità e, in particolare, il Terzo Livello di Immobilità. Se viaggi su strade secondarie troverai alcuni punti dove c'è un Terzo Livello di Immobilità. In un tale luogo, quando scendi dal veicolo sentirai un silenzio nell'aria. QUI QUI QUI

Quando torniamo alla scelta di andare avanti e "scavare", troviamo, internamente, una dipendenza da una volontà superiore. Possiamo vedere la Quiete Dinamica che ci centra. Essere centrati da qualcosa di diverso da se stessi è così ricco e purificante che il corpo inizia effettivamente a preferire questa altra volontà alla propria, come un maestro di compiti. La frenesia della nostra volontà personale ci guida e ci inganna facendoci credere di sapere qualcosa che ci eleva. Quando si è centrati dal Terzo Livello di Immobilità, si prova sollievo dal compito di fare tutto da soli. La pace interiore che è effetto di questo potere cambia lentamente la qualità del Neutrale in noi. Si diventa molto meno giudicanti verso se stessi o gli altri. Il rumore del mondo e le divagazioni mentali si trovano in un altro paesaggio che si sceglie di ignorare, al fine di rimanere vicini alla propria Salute.

Il corpo continua a migrare verso questa "stanza" dentro di noi, e infine solo la psiche rimane come barriera alla scelta e alla libertà. La psiche ci punta la sua spada, e mentre lo fa, vediamo chi siamo stati. Come abbiamo visto il mondo e noi stessi. L'ego irrompe nel momento cercando di distrarci. Ma non può entrare nella stanza. Questa stanza è neutrale e all'interno della Casa Sotto il Mare. Non è nostra da possedere o decorare. Siamo ospiti. L'amore e la cura che riceviamo come ospiti rompono qualsiasi idea di comfort. C'è amore e risposta. La Vita si muove dal Creatore attraverso la creazione. Ci si sente generati, di nuovo ogni secondo che ci è dato di essere svegli al movimento della Vita. Non c'è un piano. Non c'è intuizione, né ragione, e nessun essere separato dalla fonte. Non si ha una postura che proviene dall'ego. Non è un luogo di dimora per 'esperti'.

È casa per il viaggiatore che ha sentito il suo fuoco e si è allontanato nella vicinanza.

I bambini fanno parte del naturale e del Divino. Vivono in un mondo ancora non definito dagli adulti. Sono un grande e libero Mistero. La terapeutica interiore nei bambini va oltre il Terzo Livello di Immobilità. Questo significa che usando la nostra intenzione, la nostra volontà, noi adulti non possiamo entrare nel loro mondo. Mentre stavamo lavorando per comprendere la questione della volontà che questa immobilità ci porta, abbiamo scoperto che se andiamo alla riva del Mare di immobilità che genera la Lunga Marea, e poi aspettiamo lì, diventiamo ospiti nella presenza del bambino, e come tali veniamo centrati dalla Salute che brilla attraverso il bambino. Molto è accaduto da questa comprensione che ha beneficiato sia il bambino che noi. Ecco perché, quando parliamo di Terzo Livello di Immobilità in Pediatria, lo chiamiamo il Luogo d'Incontro. È un luogo dove siamo accolti e guariti da una presenza superiore.

Gli scambi che hai con i bambini ti sorprenderanno. Ricevo rapporti ogni settimana da osteopati di tutto il mondo che sono soddisfatti e sorpresi da ciò che accade in circostanze difficili... se siamo davvero lì e neutrali rispetto ai risultati.

PENSIERO OSTEOPATICO E TRATTAMENTO DEI BAMBINI

Dr. Gli scritti di Still non sono organizzati in un libro di testo, e quindi bisogna cercare e rileggere le sue parole molte volte. Perché farlo? La mia ragione è che ogni volta che lo rileggo i miei risultati clinici migliorano, e altrettanto importante, comprendo meglio perché lui e noi abbiamo bisogno di una professione separata dal mainstream della medicina occidentale.

Nella *Filosofia dell'Osteopatia* scrive dei principi di base che utilizza nel pensare l'osteopatia. Non era un strutturalista, per sua stessa ammissione. Considerava il paziente intero una realtà vivente e cercava di stabilire quell'interezza. La sua visione era che quando l'interezza era presente, tutti i fluidi erano liberi e in abbondanza. In questo stato un paziente guarirebbe senza farmaci o rimedi diversi dalla farmacia incorporata di Dio. Lo stato di malattia era nella mente del paziente, il risultato di stasi, fermentazione e putrefazione. Una volta che il "campo appassito" veniva rinfrescato, il paziente guariva. Il suo tasso di successo nel trattare le malattie infettive lo rese molto rispettato e ricercato come clinico.

"Pensare osteopatia piuttosto che pensare osteopaticamente" sono le parole che Sutherland scelse per evidenziare i due filoni di pensiero nella nostra cultura. Non insisterò su questo punto. È, tuttavia, cruciale per comprendere i bambini e le interazioni con loro. Sutherland ci invita anche a usare la nostra immaginazione con la "I" maiuscola. Il pensiero osteopatico non è ciò che fanno la maggior parte degli osteopati.

Il pensiero osteopatico, come descritto dal nostro fondatore e dai suoi intimi seguaci, è un pensiero divergente. È pensare indipendentemente da ciò che si sa. Si pensa con una mente vuota. Non c'è una causa che venga raggiunta in modo riduzionistico. La causa viene affrontata con mani pensanti, conoscitive e sensibili che sono collegate, non a un libro di testo, ma alla Salute del paziente e a una storia orientata lontano dalle idee allopatiche e verso l'intero e il suo momento di compromesso.

Pensare l'osteopatia è una scienza della divergenza... pensare lontano dal conosciuto verso il movimento dell'ignoto, portandolo in primo piano per un momento e poi lasciandolo passare. Questo tipo di attività è verso il paziente intero—non la causa dei sintomi. Abbraccia l'immobilità al centro del processo.

Ci sono libri su questo argomento. Oppure puoi osservare i bambini!

L'intelligenza non riguarda davvero un'istruzione universitaria.

Il pensiero convergente è la norma per gli adulti. È un pensiero che si muove verso un obiettivo prestabilito, che si concretizza nella riduzione dei dati in un formato, una credenza o un pregiudizio. Il pensiero convergente è chiuso prima ancora di iniziare. Accende l'immaginazione. Dipende dai fatti noti. Non è ragione. Non è immaginazione. Sia la ragione che l'immaginazione sono funzioni superiori. Il Dr. Still vedeva la ragione come una saggezza divina, un dono... come faceva Aristotele. Il pensiero divergente si allontana da qualsiasi obiettivo prestabilito. È aperto al “non ancora” che sta arrivando nel momento dell'essere. Non ha paura delle inadeguatezze o del fallimento, né è audace. È aperto e non riduzionistico. È creativo all'interno dei movimenti della vita, non della conoscenza passata di una persona. A differenza della convergenza, è paziente, neutrale e non guida il paziente né salta a conclusioni. Vede il Tutto.

Questo processo include diagnosi e anamnesi, portate a un punto di significato dalla Salute in entrambe le parti. Spesso è curativo mentre accade. Il sintomo principale è una porta d'ingresso in una storia di come la riserva funzionale nel tutto sia stata compromessa. Le parti seguono un quadro più ampio; non lo guidano.

È così con i bambini...

I bambini possono davvero aiutarci a sciogliere la nostra convergenza. Ma dobbiamo incontrarli nel loro paesaggio. E con adulti come i dottori Still, Sutherland, Wales, Becker, Day, Laughlin, Johnston ... et cetera.

Letture e visioni consigliate:

1. *Filosofia dell'Osteopatia,* Andrew Taylor Still D.O. ... è un piccolo libro. Come vuole che pensiamo?

2. "Il Giro del Minnow" ... ultimo articolo in Contributi del Pensiero,

3. William Garner Sutherland D.O.

4. Oxford English Dictionary, Unabridged ... vedi definizione di "Imagination"

5. *La Vita Spirituale dei Bambini,* Robert Coles

6. Ken Robinson RSA, YouTube.com. Diversi video con grandi discussioni su bambini e pensiero divergente

7. Gli scritti selezionati di Beryl E. Arbuckle D.O.

PROLASSO CEREBRALE

All'età di ottantasei anni, il Dr. Still si arrampicò su un albero.

Il processo di invecchiamento, come visto dalla professione allopatica, è che gli anziani sono pronti per essere riciclati. Non è insolito che gli anziani siano visti come bambini e trattati in quel modo.

Molti dei nostri insegnanti hanno vissuto vite forti e vivide, fino al momento dell'Alba.

L'osteopatia può prevenire molto declino nel soma invecchiante. Oggi ne studieremo uno.

Abbiamo tutti sentito parlare del cedimento sacrale, dove il sacro appare rigido e incapace di sollevarsi verticalmente o di rispondere a una delle due respirazioni. Cedimento significa un "campo appassito" e la perdita di altezza verticale in una funzione del Corpo Fluido. Questo può verificarsi a qualsiasi età. Alcuni cedimenti comuni sono:

Cedimento sacrale

Cedimento diaframmatico, con stress sui reni e conseguente ipertensione moderata ed edema dipendente

Cifosi della colonna vertebrale toracica e perdita di altezza; osteoporosi secondaria

Cedimento dell'arco inferiore del piede con aggravamento o promozione del cedimento del pavimento pelvico Tutti questi necessitano del ristabilimento della dinamica dei fluidi ... fino a quando l'altezza verticale ritorna ... e la sensazione di cedimento scompare.

I sintomi distintivi sono un generale rallentamento di tutte le facoltà: vitalità, entusiasmo, acume mentale, appetito, ecc. ... Si potrebbe pensare, "La mamma sta diventando un po' senile," e il medico potrebbe essere d'accordo.

La risonanza magnetica del cervello mostra che il cervelletto è basso e la cisterna magna è poco profonda (perdita di altezza verticale). La diagnosi è confermata, ma non c'è trattamento. Si chiama invecchiamento!

Il cedimento cerebrale è facile da trattare con buoni risultati.

Nelle donne in gravidanza, la nausea mattutina sembra essere correlata a un cedimento cerebrale funzionale che è facilmente affrontabile.

CIOTOLA D'ACQUA

Pratico

Tieni la testa come una ciotola d'acqua nell'oceano. Assicurati che i muscoli del collo siano in Neutrale.

Nota la posizione del cervelletto e l'altezza del letto d'acqua su cui poggia; è galleggiante?

C'è una risposta nel cervelletto e nel letto d'acqua alla respirazione toracica?

Alla respirazione primaria?

Il fluido si disimpegna e si trasmuta internamente in risposta alla Marea? Vai alla Quiete Dinamica nel fluido

... Aspetta

Quando la respirazione toracica inizia a muovere il fluido e il cervelletto, la Marea arriverà a breve. Allora il cervelletto galleggia come un tappo di sughero nell'oceano.

Lascia riposare il paziente; quando si risvegliano, verifica la necessità di riequilibrio.

Riequilibrio: Zona B e il "mare intorno a noi," che si muovono come uno.

IL BAMBINO IN MOVIMENTO

Il Luogo d'Incontro è una stanza meravigliosa e profondamente viva. È in tutti noi. I bambini lo conoscono bene.

Gli adulti hanno lasciato questo luogo alle spalle alla ricerca del successo, sia nel mondo che in se stessi.

Il Luogo d'Incontro è dove noi, come adulti, entriamo in una stanza dentro di noi dove diventiamo consapevoli della riva di un oceano di amore ed eternità. È la porta d'accesso alla Salute.

I bambini sono più percettivi degli adulti. Questo fatto ci pone a un livello di consapevolezza inferiore rispetto a un bambino. Ciò significa che qualsiasi tentativo di controllarli deve essere approvato dal bambino.

I bambini maleducati sono di solito il prodotto di specifici processi di invecchiamento che li mettono alla prova, come il bambino di due o tre anni che dice spesso "no". Questi bambini non sono difficili da "incontrare" se abbiamo un impegno interiore a rimanere nel Luogo d'Incontro e a non essere distratti o frustrati dal nostro desiderio di ottenere "controllo" su di loro.

Altri bambini sembrano "iperattivi" ma si calmano nel Luogo d'Incontro una volta che si rendono conto che un adulto può essere affidabile in un modo che è reale per loro; una consapevolezza istintiva di pace interiore nell'adulto fa sentire il bambino al sicuro. Perché? Ebbene, la maggior parte degli adulti tratta i bambini in modo tale da non cambiare le proprie abitudini adulte, abitudini che sono spesso il prodotto dell'immaturità nell'adulto. Gli adulti sono generalmente inconsapevoli del mondo interiore di un bambino.

Quando tu, come praticante, rimani nel Luogo d'Incontro, non sentirai alcuna tensione interiore o necessità di cambiare il comportamento di un bambino, a meno che, naturalmente, non sia distruttivo.

Il Luogo d'Incontro è diventato un luogo speciale per incontrare la Vita e la Marea. Nell'onda di uno si apre un varco che i bambini conoscono bene.

Gli scambi che hai con i bambini ti sorprenderanno. Ricevo rapporti ogni settimana da osteopati di tutto il mondo che sono soddisfatti e sorpresi di ciò che accade in circostanze difficili, se siamo davvero presenti e neutrali rispetto ai risultati.

Poiché tu hai posseduto i miei reni: mi hai coperto nel grembo di mia madre.

Ti loderò; perché sono stato fatto in modo straordinario e meraviglioso: meravigliose sono le tue opere; e la mia anima lo sa molto bene.

La mia sostanza non ti era nascosta, quando fui fatto in segreto, e meravigliosamente formato nelle parti più basse della terra.

I tuoi occhi videro la mia sostanza, ancora imperfetta; e nel tuo libro erano scritti tutti i miei membri, che col tempo furono formati, quando ancora non ce n'era nessuno.

Salmo 139:13–16, KJV

IL SENSO DI TOTALITÀ IN UN BAMBINO

L'esperienza dell'Interezza nei bambini è viva. Per gli adulti, il ricordo di questo è debole.

I bambini sentono un cerchio familiare e sono intenzionati a farne parte. Portano gli adulti in esso, e una nuova Zona B è percepita dagli adulti che trascende la Zona B individuale. Discuteremo questo come argomento e come pratica.

I bambini sono normalmente consapevoli di cose che molti adulti cercano.

Quando tratti, tieni nel cuore il senso di Interezza del bambino. Lascia che ti conduca al tuo stesso ricordo e alla dinamica spaziale della consapevolezza del bambino.

I bambini conoscono anche l'unità della famiglia spirituale, formata da tutti i bambini. Hanno persino una lingua universale. Da questa consapevolezza, gli adulti possono iniziare a sentirlo anche loro.

Quando trattiamo un particolare bambino e siamo consapevoli di tutti i bambini che non saranno mai trattati, che non hanno accesso all'aiuto, allora apriamo una porta per vedere un po' nel loro mondo.

C'è molto amore nel "meccanismo" per tutti. Non affollare la consapevolezza di un bambino. Possono guidarti senza respingere il tuo aiuto e trattamento.

Non mettere vino vecchio in bottiglie nuove.

Cosa sta guardando il bambino in te?

BIODINAMICA DELL'OSTEOPATIA COLLANA

Questo volume fa parte di una collana di dodici libri dedicati alla Biodinamica dell'Osteopatia. Si raccomanda di leggere l'intera collana nell'ordine previsto, poiché ogni volume si basa sulla comprensione acquisita nei precedenti.

Si raccomanda inoltre di affidarsi a insegnanti e mentori esperti, affinché possano aiutarvi a fare esperienza della piena profondità delle informazioni qui presentate.

La collana completa comprende i seguenti volumi:

La Fase Uno riguarda il movimento involontario, presente sia nell'intero organismo sia nella lesione. Impariamo a sincronizzarci con la respirazione della Respirazione Primaria prima di intraprendere qualsiasi trattamento. Questa sincronizzazione è la chiave per lavorare con ritmi stabili senza irritare il sistema. Il principio della sincronizzazione con un aspetto sano del paziente permea l'intero programma di insegnamento. Tale sincronizzazione sposta la nostra consapevolezza a un diverso livello di ricettività, consentendoci di percepire la Respirazione Primaria anziché il campo della lesione e conducendoci, infine, a comprendere l'intenzione della Respirazione Primaria.

La Fase Due riguarda la comunicazione con le leggi naturali della guarigione che regolano l'attività a un ritmo di 2-3 cicli al minuto. Ci sincronizziamo con la respirazione della Respirazione Primaria e aggiungiamo anche la capacità di percepire il fulcro, la Quiete attraverso la quale la respirazione crea forma e funzione. Si tratta di un tipo di sincronizzazione diversa rispetto a quella della Fase Uno, che ci porta a una consapevolezza più profonda. Quando ciò avviene, il trattamento si esprime automaticamente. Il punto finale del trattamento, rispetto alla Fase Uno, rivela diverse differenze. Scopriamo che questo tipo di sincronizzazione lavora esclusivamente con il corpo fluido e che il risultato del trattamento è più completo rispetto a quando si lavora solo con i tessuti.

La Fase Tre è incentrata sulle attività della Marea Lunga (ciclo di 100 secondi). Esploriamo una forza terapeutica intrinseca già presente nel campo della lesione. Impariamo che il sistema durale non è composto da tre falci, ma da una serie di pieghe all'interno di un sacco, che si sviluppano durante la crescita e lo sviluppo. Scopriamo la relazione tra i sacchi durali superiore e inferiore, rendendoci conto dell'indipendenza di due tentori del cervelletto separati. Realizziamo che la zona D, l'orizzonte e il Filo (lungo il quale la Marea Lunga si muove nel suo corso terapeutico previsto) sono tutti collegati come leggi naturali appartenenti a questo livello della Respirazione Primaria.

La Fase Quattro si concentra sulla Linea Mediana, un luogo in cui le relazioni spaziali si esprimono nella loro totalità. Essa ci sincronizza e ci centra, rendendoci consapevoli della Zona D e della Quiete Dinamica. La Quiete del Terzo Livello, nella Fase Quattro, è diversa dalla Quiete delle altre Fasi: siamo centrati dalla Quiete che si trova al centro della creazione. La nostra intenzione viene sostituita dall'intenzione della Marea, che può favorire il nostro percorso spirituale.

Nella Fase Cinque, ci concentriamo sul viso. Avvicinandoci al viso, utilizziamo tutti i principi che abbiamo appreso nelle Fasi Uno, Due, Tre e Quattro. Lavoriamo con lo spostamento automatico e notiamo differenze rispetto ai vecchi modelli di osteopatia nel Campo

Craniale. Sincronizzandoci con la presenza terapeutica della Marea Lunga, esploriamo ciò che possiamo apprendere dal viso attraverso questa prospettiva. Lavoriamo anche con le Suture, la Quiete Dinamica e l'Ignizione.

La Fase Sei è la continuazione del nostro viaggio nella Totalità che genera la vita e trasmette forze terapeutiche in grado di trasmutare le lesioni una volta che il Neutro è espresso. È un insieme di attività incentrate sulla presenza esterna della Respirazione Primaria, intesa come forza non biologica dotata di una propria personalità. Continueremo inoltre a esplorare le suture e passeremo poi alle estremità, prima in termini embriologici e poi secondo l'insegnamento di Sutherland nella sua opera PowerPoints. La Fase Sei è il momento per costruire la tua comprensione della Marea e affinare le tue capacità.

La Fase Sette mette in evidenza la Salute. Il famoso commento del Dr. Still, "Trova la Salute; chiunque può trovare la malattia", ha tormentato molte menti nel corso dell'ultimo secolo.

Arriviamo a una visione chiara di diversi aspetti interiori della Salute: l'Amore ... la luce liquida ... e una matrice di diamante. Viene trattato un approccio per il paziente terminale e morente. Nella sensazione somatica della Marea che attraversa la Casa sotto il Mare, la nostra consapevolezza viene trasmutata dalla Salute. La lesione è vista come un atto precognitivo della Salute. La Respirazione Toracica, la Respirazione Primaria e l'Ignizione sono una cosa sola. Il paesaggio è vasto ... e i principi della guarigione sono ancora più sostanziali di quanto li avessimo sperimentati prima.

La Fase Otto è un'esplorazione più profonda delle Suture, dello Scambio Ritmico Bilanciato e della Fiamma dell'Intenzione come modalità terapeutica. La Fase Otto rappresenta il culmine della nostra consapevolezza della Totalità e ci conduce, infine, alla Presenza Divina, all'Amore Incondizionato e all'Unità. La Marea vivente domina la consapevolezza, mentre le forme si ritirano sullo sfondo. Il Respiro della Creazione viene percepito dentro di noi come il Centro della Totalità. Si percepisce il proprio dispiegarsi mentre si viene creati. La nostra coscienza è un dono; non ci appartiene e, se cerchiamo di controllarla, perdiamo la Totalità.

La Fase Nove è il momento in cui siamo in grado di valutare e trattare pienamente il Sistema Nervoso Centrale e l'Occhio. Affrontiamo inoltre il Fuoco e la modalità terapeutica dello Shakedown. La vera azione nasce dall'Amore e rende possibile la nostra percezione. Questo Amore è un annullamento di sé e, per sua stessa natura, ci permette di Servire come parte del Perfetto. La percezione può essere impiegata per Servire qualcosa di più grande di noi. Abbiamo cercato di entrare in quel punto di equilibrio tra il Perfetto e la Malattia... un punto in cui il tutto è sostenuto dall'Amore, mentre quest'ultimo opera per incarnare il Completo. In questo punto di equilibrio dell'universo risiede l'Intenzione della Marea, che segue il movimento della distorsione per ricondurla a una relazione Vera con il Progetto della Vita.

Pediatria Uno esplora il modo in cui i bambini crescono come un tutto e non per compartimenti, come talvolta si tende a credere. I bambini vivono nella Direzione della Facilità del movimento presente nei loro campi metabolici fluidi; in caso contrario, si sentono a disagio e necessitano di assistenza. Il tuo trattamento sostiene realmente l'Interezza, oppure presume semplicemente di farlo? Comprendiamo che i bambini non sono adulti e non possono essere trattati come tali. Affrontiamo la modalità terapeutica del Luogo d'Incontro, i periodi prenatale e postnatale, il trattamento del bacino durante la gravidanza, le malposizioni fetali e il parto.

Pediatria Due approfondisce la consapevolezza percettiva necessaria per avvicinarsi al trattamento dei bambini. Approfondiamo la nostra comprensione della Totalità, dei tre livelli di Quiete e del Luogo d'Incontro. Affrontiamo il concetto di Neutro del Deserto, nel quale l'azione terapeutica passa nella sostanza neutra e si rivela come un mistero: il Respiro dell'Amore Divino si riversa come forza terapeutica su un paesaggio desertico notturno, colmandolo e senza lasciare alcun effetto visibile. Approfondiamo ulteriormente il trattamento del bacino e dell'utero durante la gravidanza. Esploriamo la Respirazione Toracica, la Respirazione Primaria nei bambini e il Cerchio Familiare.

Pediatria Tre prosegue lo studio del Flusso terapeutico dell'Attenzione. Approfondiamo la Quiete del Terzo Livello e il Luogo d'Incontro. Il Luogo d'Incontro è facilmente frainteso... il nostro osservatore deve essere così immobile e neutrale da poter osservare il processo mentre si svolge. Il Sistema Nervoso Centrale del bambino può finalmente essere affrontato ai fini della valutazione e del trattamento. Esploriamo la dentizione e la cosiddetta "testa bloccata". Utilizziamo la modalità terapeutica della Fiamma dell'Intenzione e la sua connessione con il Respiro della Vita. Tutto è trasparente al Respiro della Vita.

L'AUTORE

James Jealous, D.O. (1943–2021) è stato un medico osteopata, insegnante e autore. L'opera della sua vita è stata la fondazione e lo sviluppo della **Biodinamica dell'Osteopatia**, una metodologia originale da lui elaborata nell'ambito dell'osteopatia, in continuità con l'eredità del Dr. A.T. Still e del Dr. W.G. Sutherland.

Nato a Saco, nel Maine, crebbe a stretto contatto con l'osteopatia, poiché suo padre era un medico osteopata. Studiò presso il Kirksville College of Osteopathic Medicine nel Missouri (oggi A.T. Still University of Health Sciences), dove conseguì la laurea nel 1970. Successivamente aprì il proprio studio nel Maine rurale, esercitando come medico osteopata di assistenza primaria.

Con il passare degli anni, il Dr. Jealous riconobbe profondi parallelismi tra il lavoro dell'embriologo Dr. Erich Blechschmidt e quello del medico osteopata Dr. William Garner Sutherland. Da questa intuizione nacque il suo personale corpus di insegnamenti. All'inizio degli anni Novanta iniziò a tenere il corso "A Biodynamic View of Osteopathy in the Cranial Field", che, con il progressivo sviluppo della sua specifica metodologia, assunse il nome di "Biodynamics of Osteopathy".

Persona profondamente spirituale, si sentiva pienamente a casa nella natura ed era un appassionato pescatore ed escursionista.

Per ulteriori informazioni, visitare:
https://BiodynamicsOfOsteopathy.com

Vi è un vento che attraversa ogni cosa...
è il movimento della creazione,
il movimento eterno dell'Amore Divino.

www.ingramcontent.com/pod-product-compliance
Lightning Source LLC
LaVergne TN
LVHW070442061126
851858LV00010B/146